T0370002

Mente de mono, cerebro de vaca

Rubén Casado

Mente de mono, cerebro de vaca

Estrategias para gestionar la ansiedad
y alcanzar la paz mental

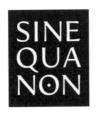

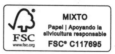
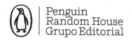

Primera edición: octubre de 2024

© 2024, Rubén Casado
© 2024, Penguin Random House Grupo Editorial, S. A. U.
Travessera de Gràcia, 47-49. 08021 Barcelona

Printed in Spain – Impreso en España

ISBN: 978-84-666-7927-5
Depósito legal: B-12.601-2024

Compuesto en Comptex&Ass., S. L.

Impreso en Rodesa
Villatuerta (Navarra)

BS 7 9 2 7 5

Índice

Prólogo

Apuesto que ya lo habrás notado, pero hay un zoo dentro de tu cabeza. Tienes un arca de Noé entre las dos orejas: monos, vacas, elefantes, tigres... ¿Acaso vamos a asistir a una disertación sobre zoología? Todo a su debido tiempo, lector, pero en esencia este libro va a tratar de explicarte cómo lidiar con todas esas especies que pueden haber colonizado tu cerebro, y cómo poner orden entre esa algarabía de mugidos, chillidos, rugidos y demás sonidos que conforman esa jungla mental en la que a veces te sumerges. Los trastornos de ansiedad tienen muchos rostros, y sin embargo hay una forma de ansiedad que atraviesa a todas las demás. La ansiedad generalizada es como una alarma que nunca se apaga y nos mantiene en un estado perpetuo de tensión y preocupación, en el que la mente se adelanta continuamente a posibles peligros que rara vez se materializan. La preocupación, la rumiación y la anticipación están presentes en todos los trastornos de ansiedad. Llámalo ruido mental, cháchara, mar de dudas, carrusel de los pensamientos o como quieras nombrarlo, pero tienes una mente que no para de hablar, que no piensa callarse y con la que más te vale aprender a dialogar (y, de paso, poner cierto orden en tu cabeza).

Estamos pagando una factura evolutiva. Poseemos un cerebro que no ha sido diseñado para la enorme complejidad del mundo que hemos creado. Somos poseedores de una mente que es capaz de adelantarse en el futuro y retroceder en el tiempo, como si fuera un DeLorean que se aventura por dimensiones paralelas a la realidad que presenciamos en el aquí y ahora. Todo este poder tiene el inconveniente de que no siempre somos capaces de manejarlo o de saber gestionarlo de forma adecuada.

Nuestra «mente de mono» tiene propensión a anticiparse a peligros y catástrofes que nunca ocurrirán, vivir en miles de futuros que no se materializan y aferrarse a pasados inmodificables. Por otro lado, el «cerebro de vaca» da vueltas una y otra vez sobre sí mismo, generando el pensamiento obsesivo, de ahí que podamos comparar esta cualidad mental con la acción de rumiar de una vaca. La ansiedad que nos genera un perjuicio se manifiesta a través de este tipo de mecanismos: la preocupación constante que nos mantiene vivos, pero también nos quita la vida, y la rumiación que busca soluciones, pero nos atrapa en laberintos de pensamiento sin salida. Ambas son respuestas evolutivas que, paradójicamente, se han vuelto contra nosotros en el complejo mundo en el que vivimos.

«Si tiene solución, ¿por qué te preocupas? Y si no tiene solución, ¿por qué te preocupas?». Este aforismo se le atribuye a Confucio. Supongo que se quedaría tan ancho después de decirlo, pero también es lícito suponer que probablemente continuó preocupándose después de haber llegado a esa conclusión. Por desgracia, las frases que se inscriben en pósters de amaneceres de dudoso gusto suelen ser difíciles de seguir. No significa que no respondan a una lógica clara, pero obvian que hablar sobre un concepto bienintencionado no se parece en nada a asirlo, a atravesarlo e interiorizarlo. Olvidan que nuestro cerebro sigue su propia lógica, y que si no lo entendemos bien estaremos dando palos de ciego.

Como alguien que ha padecido episodios de ansiedad intensos durante largo tiempo, al venirme a la cabeza frases como esa solía imaginarme a Confucio confundido, con la mirada perdida en algunos momentos de su vida o atenazado por la angustia cotidiana (quizá un hijo que le había salido rana, o algún problema con el emperador), y alguien a su alrededor diciéndole: «Pero, Confucio, ¿no habías dicho que no había que preocuparse?».

Una persona con ansiedad generalizada vive como si estuviera perdida en un laberinto sin salida. Cada pasillo que recorre está lleno de espejismos de preocupaciones y miedos, que distorsionan su percepción de la realidad. En cada giro busca una salida, pero solo encuentra más paredes, más espejismos. Sus pensamientos se convierten en acechadores susurrantes, convenciéndola de que nunca encontrará la salida, de que está atrapada allí para siempre. Al intentar retroceder, para recordar cómo entró, parece que cada paso hacia atrás la dirige a lo más profundo del laberinto.

Llevo veinticinco años atendiendo casos de ansiedad, y casi todos ellos han pasado por épocas en las que la ansiedad generalizada ha tomado el control. La ansiedad generalizada es diferente a la aguda, al ataque de ansiedad, y es más parecida a esa gota malaya que se usaba como elemento de tortura. Así se instala, gota a gota. La preocupación y la rumiación son parte de la composición cualitativa que hay en la etiqueta de la mayoría de los trastornos de ansiedad. Son dos acciones —y quiero usar intencionalmente este término y subrayarlo— que terminan volviéndose contra sus creadores.

En estas páginas trataré de analizar contigo lo que tal vez está detrás de tus noches de insomnio, en la opresión de tu pecho. Me interesa tanto el contenido de tus pensamientos como la función que esos pensamientos cumplen para ti. Alguien dijo que la definición de inconsciencia es la de esperar distintos resultados haciendo lo mismo una y otra vez. Por eso me gustaría arrojar algo de luz para que no andemos a ciegas, para tener una experiencia más consciente que haga que no demos vueltas en círculo y volvamos a la casilla de salida una y otra vez.

En primer lugar vamos a tratar de entender nuestro particular zoo mental y aprenderemos un glosario de definiciones que nos servirá para nuestro cometido. La ansiedad, al no tener palabras claras ni definiciones precisas, genera confusión, lo que nos lleva a engancharnos más a ella.

Para entender todo esto nos será muy útil conocer la dinámica de nuestro querido cerebro. No temas, no vamos a dar ningún curso de anatomía, ni vamos a tener que memorizar nada especialmente complicado; solo necesitamos entender que nuestro encéfalo es una maravilla biológica, pero que quizá debamos tener en cuenta que el pobre se ha visto un poco sobrepasado por los acontecimientos, y que tenemos que traducir sus señales y adaptarlas.

¿Alguna vez has pensado que cuando nos nutrimos somos muy exquisitos con respecto a qué tipo de alimentos ingerimos, pero no hemos aprendido a hacer lo mismo con nuestros pensamientos? Mientras las estanterías de las librerías se inclinan bajo el peso de innumerables volúmenes dedicados a dietas que prometen transformar el cuerpo a través de recetas y regímenes, existe un vacío sorprendente en cuanto a la nutrición de nuestra mente. Creo que sería muy beneficioso introducir el concepto de «dieta mental», en la que hay pensamientos cuya composición puede nutrirnos, a diferencia de aquellos cargados de miedo, negatividad y amenazas.

Descubrirás que las historias que nos contamos sobre las

cosas son mucho más importantes que las historias en sí mismas. A continuación, aprenderemos a construir mejores lecturas sobre lo que nos sucede. Nuestro relato es una manera de dar sentido a aquello que nos rodea, y si algo vertebra ese relato es el lenguaje. Es más probable que el cerebro sea hijo del lenguaje, y no que el lenguaje sea hijo del cerebro. Intentaré mostrarte cómo puedes usar ese lenguaje interior para tu beneficio.

Comprenderás, por otro lado, que lo que importa para lo que nos trae al caso no es tanto lo que piensas, sino lo que piensas sobre tus pensamientos. ¡Menudo salto mortal con tirabuzón que acabamos de hacer! Pues agárrate, que vienen curvas, porque esto de preocuparse tiene su ciencia. Pasar de la posición de actor a observador de tus pensamientos puede ser una de las mejores herramientas con las que contarás.

Después exploraremos cómo los rasgos de personalidad, como el neuroticismo o el perfeccionismo, influyen en la tendencia a la preocupación y la rumiación. Aprenderemos técnicas para manejar la sensibilidad emocional y estrategias para cultivar la aceptación y la flexibilidad. Discutiremos cómo la resiliencia y la adaptabilidad pueden ayudar a reducir estas tendencias, ofreciendo herramientas prácticas para mejorar la gestión emocional.

También reflexionaremos sobre cómo el contexto social en el que vivimos, especialmente en la era de la información y la cultura del selfi, fomenta una mentalidad ansiosa. Analizaremos cómo nos afectan el constante bombardeo de noticias emocionales y la presión por la productividad perpetua. Propondremos estrategias para crear conexiones auténticas y redefinir el éxito personal, así como hábitos y recursos prácticos para gestionar la ansiedad en un mundo sobrecargado de información.

Finalmente, nos centraremos en prácticas de atención plena y mindfulness para dirigir la atención de manera más efectiva y reducir la dispersión mental. Exploraremos la defusión cognitiva, que nos enseña a observar pensamientos y emociones desde una perspectiva neutral, lo cual disminuye su impacto negativo. Trataremos cómo armonizar la inquietud de la «mente de mono» y la rumiación del «cerebro de vaca» para promover una mente más equilibrada y enfocada.

Sin más dilación, nos disponemos a viajar al interior de nuestra jungla mental. Será un largo camino, pero al final habremos aprendido a manejar nada más y nada menos que a un elefante. ¿Que por qué te estoy hablando de un elefante ahora? Lo mejor es que sigas leyendo…

1

El elefante blanco

Nayan, el mahout, observaba al formidable elefante. La piel del gigante era de un blanco inmaculado; no era el blanco común de las nubes o la nieve, sino un blanco que brillaba con una luz propia, como si capturara y reflejara la esencia misma de la luz. A pesar de su juventud, Bodhi, que así se llamaba el elefante, se movía con una gracia sorprendente. Su piel, pese a su aparente dureza, mostraba una elasticidad y una suavidad que contrastaban con la fuerza bruta que era capaz de ejercer.

Nayan era un mahout, como lo había sido su padre, como también lo había sido el padre de su padre. Un mahout no es simplemente un jinete de elefante, es mucho más que eso. Se espera de él que escuche más de lo que habla, que observe antes de actuar, que entienda que cada gesto, cada sonido y cada silencio tienen un significado único. Su padre le enseñó que ser mahout era mucho más que guiar a un elefante; era comprender el alma de una criatura tan inmensa en tamaño como en espíritu. Le mostró cómo, a pesar de su imponente presencia, un elefante podía ser tan impredecible como el viento en los monzones. «La fuerza de un elefante es su virtud, pero también su vulnerabilidad», eso le había dicho su padre innumerables veces.

Bodhi era uno de los pocos elefantes blancos que existían. Seres de una belleza celestial y símbolos de fortuna, eran extremadamente raros y, según las antiguas tradiciones, poseían la capacidad de traer abundancia y prosperidad a quien los tuviera.

En las tierras de Bharat, vivía un maharajá de gran poder y ambición de nombre Devanarayana. Era el señor de Anandapur, una ciudad floreciente en el cruce de ríos sagrados, donde la prosperidad y el arte se abrazaban bajo su justo gobierno. Sin embargo, a pesar de su riqueza y poder, el maharajá anhelaba un símbolo definitivo de su divina bendición y grandeza: un elefante blanco. Nayan, conocido entre los mahouts por su habilidad para entender el corazón y el espíritu de los elefantes más desafiantes, fue elegido para la tarea de traer al ansiado elefante blanco a Devanarayana.

Bienvenido, aprendiz de mahout

Tratar de dirigir nuestra mente en lugar de que esta nos dirija a nosotros ha sido el principal desafío con el que nos hemos topado desde el momento en el que empezamos a desarrollar una consciencia.

En su libro *The Happiness Hypothesis*, el psicólogo Jonathan Haidt utiliza la metáfora del jinete y el elefante para describir la interacción entre diferentes aspectos de la mente humana. En esta metáfora, el jinete escenifica la mente consciente y deliberada, mientras que el elefante simboliza los procesos automáticos y más instintivos. Sin embargo, esta no era una idea original suya, puesto que algunas de las ilustraciones que acompañan textos budistas ya nos enseñan esa curiosa analogía. Buda aparece montado sobre un elefante, tratando de dirigirlo, mientras un mono salta alrededor, intentando llamar su atención y desviar su curso. El elefante vuelve a representar nuestra mente en estado salvaje, un enorme paquidermo que por su tamaño y potencia puede provocar un gran estropicio cuando se descontrola. Aprender a gestionar tu ansiedad, y otras emociones, puede resultar tan difícil como la tarea que le han encomendado al mahout.

Seguramente hayas escuchado que en las batallas antiguas se llegaron a utilizar elefantes para atemorizar a los adversarios. Estos imponentes animales pueden parecer enemigos temibles, pero, si entraban en pánico, estos mastodontes terminaban por perjudicar a su propio ejército porque en su huida destrozaban las formaciones ordenadas que eran imprescindibles para mantener el control. Las estampidas eran impredecibles, por lo que no resultaron ser una buena idea.

Sé que, como aprendiz de mahout, ya has intentado gobernar al elefante muchas otras veces. No es una relación fácil. Lo sé por experiencia personal y por la experiencia que me ha dado mi profesión. Un elefante es mucho más grande y posee más fuerza que un jinete. Es impulsivo, reactivo, resistente al cambio, instintivo y, además, busca satisfacciones a corto plazo. Para colmo, la mayoría de las veces no lo vemos venir y nos sorprende. Y tú…, bueno, tú no eres más que un pobre jinete.

Déjame contarte algunos ejemplos de esta relación. Quizá hayas empezado a hacer dieta, porque los últimos análisis han desvelado que tu colesterol está elevado, así que has decidido que tienes que cuidarte. Y te pones a ello… hasta que el elefante es consciente del pastel de chocolate que guardas en la nevera y lo devora antes de que te des cuenta. El elefante que te hace comprar el último iPhone que sabes que no te puedes permitir es el mismo que se ha dejado liar y acaba a las tres de la mañana en el sitio donde acabaste la última vez y en el mismo estado que habías jurado que no volverías a estar.

- ¿Quién te hace procrastinar hasta el último minuto antes de una fecha límite importante? ¡El elefante!
- ¿Quién te hace discutir acaloradamente sobre política con tu cuñado? ¡El elefante!
- ¿Quién se suscribe a todos los servicios de streaming aunque ya tienes demasiados? ¡El elefante!

Este elefante, para colmo, no está solo en su viaje, suele ir acompañado de otros animales, como el mono. Este mono representa la inquietud innata de nuestra mente, siempre saltando de pensamiento en pensamiento, de deseo en deseo, nunca está quieto, nunca está satisfecho. Si no sabes manejar bien esa mole sobre la que estás montado, perseguirá al mono, aunque tú le hayas ordenado hacer otra cosa.

Puede que estés intentando leer este libro, pero, de repente, como si fuera impulsada por un resorte invisible, tu mente salta a la reunión que tienes programada para mañana y te preguntas si estarás preparado. Casi sin darte cuenta, esa inquietud te lleva a recordar que debes enviar un correo electrónico importante. Apenas este pensamiento toma forma, un sonido del exterior capta tu atención y te preguntas si habrá llegado el paquete que esperabas. Entonces recuerdas que olvidaste hacer una llamada telefónica importante. ¡Menudo ejercicio de acrobacia mental acabas de realizar, y no llevas ni un minuto! Esta mañana, en el breve lapso de unos minutos, tu mente, esa mente del mono, ha saltado de una rama a otra, de una preocupación a la siguiente. La ansiedad en este punto termina haciendo la función de una mecedora: parece que nos mueve mucho, pero, finalmente, no nos lleva a ninguna parte.

Cuentan que un hombre se acercó a un viejo santón:

—Me han dicho que tú eres sabio... Por favor, dime qué cosas puede hacer un sabio que no están al alcance de las demás personas.

El anciano respondió:

—Cuando como, simplemente como; duermo cuando estoy durmiendo, y cuando hablo contigo, solo hablo contigo.

—Pero eso también lo puedo hacer yo y no por eso soy sabio —le contestó el hombre, sorprendido.

—Sí, pero a veces —le replicó el anciano— mientras dormimos, recordamos los problemas que tuvimos durante el día o imaginamos los que podemos tener al levantarnos. Quizá cuando comes, estás planeando lo que vas a hacer más tarde. Y mientras hablas conmigo piensas qué vas a preguntarme o cómo vas a responderme, antes de que yo termine de hablar.

El mono de tu cabeza suele preocuparse sobre qué es lo que viene antes de ocuparse de algo. Preocuparse es el intento de estar preparado antes de que ocurra. «En mi vida he tenido miles de problemas, y algunos de ellos hasta fueron ciertos», nos decía Mark Twain.

¿Y si...? ¿Y si me despiden? ¿Y si contraigo una enfermedad? ¿Y si pasa algo que no puedo soportar? «Y si» es la puerta de entrada para la ansiedad generalizada. Es decir que todo lo posible es probable. Porque si te fijas, detrás de un «Y si» todo puede suceder, porque, claro, en teoría todo es posible, aunque más adelante vamos a tratar de aclarar que posible y probable no son la misma cosa.

Por desgracia, las respuestas que podemos recibir de nuestro entorno para tratar de resolver la angustia que nos genera la incertidumbre se enmarcan en los clásicos «pues no te preocupes» o «mejor piensa en positivo», que, como sabemos, suele ser la mejor ayuda para quienes están angustiados.

El problema de este tipo de frases es que están vacías; no

aportan nada y, de hecho, suelen provocar frustración en la persona por plantearle un doble problema. ¡Enhorabuena, ahora ya estás preocupado por estar preocupado!

Un cerebro rumiante

Imagina una tranquila pradera. En medio de esta pradera una vaca se encuentra en una difícil situación. A su izquierda hay un abrevadero lleno de agua fresca, y a su derecha, un campo de pasto verde y jugoso. La vaca siente sed y hambre a la vez. A veces, siente más sed y mira hacia el abrevadero, desea beber. Sin embargo, justo cuando se encamina hacia el agua, su hambre crece, y comienza a mirar el pasto, pensando en lo bien que le haría comer.

Este dilema la mantiene paralizada. Cada vez que decide ir en una dirección, su necesidad opuesta se hace más fuerte, y vuelve a dudar. Mira primero al abrevadero y luego al pasto, sin poder decidirse.

Pasa el tiempo, y la vaca sigue en el mismo lugar, incapaz de resolver su conflicto. La sed y el hambre aumentan, pero su indecisión la deja sin moverse. Finalmente, muere tanto de hambre como de sed, a pesar de tener agua y comida cerca.

En este punto, querido mahout, me toca advertirte de que no solo tienes que aprender a lidiar con un gigante (que te supera en fuerza, que te suele dirigir más que tú a él) y con un mono que hace muy complicado el poder centrarte en algo. Además de esto, tu cerebro rumia constantemente. No solo peleas con una mente de mono, también has de vértelas con otro animal: una vaca. ¿Una vaca? ¿Ahora resulta que tenemos un zoo en nuestra cabeza? Como bien sabrás, nuestro «cerebro de vaca» a menudo nos juega malas pasadas.

Habrás oído decir que a veces rumiamos los problemas. Rumiar, ya sabes que es... darle vueltas al asunto, cavilar profundamente, reflexionar en exceso, pensar una y otra vez, machacarse mentalmente, comerse el coco, ¡podríamos rumiar sobre la rumiación durante horas! Si hacemos una búsqueda, encontraremos decenas de expresiones que quieren referirse a la misma acción.

Pensemos en cómo rumia una vaca: se lleva la comida a la boca, la mastica, la traga y luego la regurgita para masticarla nuevamente, en un proceso constante y repetitivo. Esta metáfora ilustra cómo nosotros, a veces, *rumiamos* nuestros pensamientos. Tomamos un pensamiento o preocupación, lo examinamos una y otra vez, como si masticáramos continuamente sin llegar a una conclusión o solución. Esta rumiación mental puede conducirnos a un ciclo de pensamientos negativos con el que perpetuamos estados de tristeza o ansiedad.

Al igual que la preocupación, la rumiación es una acción, una conducta que está destinada a tratar de resolver un problema. Algunos intentan colocar a la rumiación como la hermana mala de la reflexión. Sin embargo, el problema parece estar no tanto en el hecho de que activemos esta lavadora mental, sino en que, paradójicamente, tendemos a utilizarla para esos pensamientos que, en su naturaleza, son irresolubles o complejos en exceso, aquellos que nos enganchan y, en lugar de desenredar nuestras inquietudes, incrementan nuestra angustia.

En este intento de solucionar lo que a menudo son enigmas sin respuesta clara, nos encontramos atrapados en un bucle de pensamientos que no solo no resuelven el problema inicial, sino que tejen una telaraña aún más espesa de preocupaciones y suposiciones negativas. Es como intentar desatar un nudo con las manos embarradas: cuanto más lo intentamos, más apretado y complicado se vuelve. Esta constante actividad mental de masticar los mismos pensamientos sin llegar a ninguna conclusión o solución efectiva es lo que realmente nos sumerge en estados emocionales negativos, como la ansiedad y la desesperanza. No es tanto que la herramienta sea defectuosa, sino que tratamos de utilizarla para resolver preguntas equivocadas, como veremos en el tercer capítulo.

La persona que rumia, y que sufre, se enfrenta con mucha frecuencia a soluciones externas contraproducentes: relájate, suprime esas emociones, parada de pensamiento, deja la mente en blanco, deja de comerte la cabeza… Estas soluciones bienintencionadas, aunque superficiales, pasan por alto la complejidad de la rumiación y su arraigo en nuestras vidas. Lejos de ser un simple hábito que se puede apagar con el interruptor de la voluntad, la rumiación es una manifestación de cómo procesamos el estrés, la incertidumbre y nuestros temores más profundos. Intentar suprimir estos pensamientos o vaciar la mente por completo es como pedirles a las olas que dejen de romper contra la orilla; es ir en contra de la naturaleza misma de nuestro cerebro.

La rumiación dañina se da cuando nos enfocamos repetidamente y de manera pasiva en situaciones negativas, lo que empeora y mantiene nuestra ansiedad. Estos pensamientos rumiativos se centran en las causas, los significados y las consecuencias de nuestros síntomas depresivos, pero sin encontrar una solución para reducir nuestra ansiedad.

Angustia, ansiedad y estrés

Los seres humanos hemos creado los cuentos como una forma de entender un mundo demasiado grande quizá para nuestro limitado cerebro.

El miedo del ser humano, nos decía León Felipe, ha inventado todos los cuentos. Yo no sé muchas cosas, es verdad, pero me han dormido con todos los cuentos... y me los sé todos.

La historia más antigua que se conoce es la epopeya de Gilgamesh, rey de Uruk. Un gobernante tiránico e inmaduro que conoce a Endiku, y, a pesar de ser un rival en un principio, ambos, después de muchas aventuras se convierten en compañeros inseparables. Algo debió ofender a los dioses de sus aventuras porque estos terminan con la vida de Endiku. La epopeya de Gilgamesh narra la búsqueda que el héroe realiza para erradicar la muerte de su vida, pero todos sus intentos fracasan. Y Gilgamesh acaba siendo consciente de que ha perdido la batalla, de que tendrá que vivir con la inmortalidad, sabedor de que un día dejará de ser. Entiende que no podrá librarse del dolor, ni de la incertidumbre, pero también comprende que la historia de su vida, y cómo la vive, es el secreto. La inmortalidad es el legado que dejamos, el hecho de que, sabiendo que vivimos de alquiler, hayamos contribuido a dejar el piso un poco mejor de cómo nos lo habían dado.

La historia de Gilgamesh es la historia de cada uno de nosotros. No hemos elegido nuestras circunstancias ni nuestra condición, y sin embargo tenemos que aprender a gestionar lo que la vida nos depara. Hay cosas que podemos controlar, pero no suele ser la mayoría. El hombre no controla su destino, como nos quieren hacer ver los simplificados axiomas de algunas corrientes de la psicología, sino que debe jugar sus cartas de la mejor manera posible.

El hecho de vivir en un mundo incierto requiere que poseamos un sistema de alarma que nos ayude a reaccionar rápidamente ante los cambios que pueden suponer una amenaza para nuestra supervivencia. El estrés es una respuesta organizada que posibilita que nos enfrentemos a una realidad que en ocasiones nos supera. Por eso, para evitar ser superados, esta respuesta nos proporciona un tiempo de reacción extra, un acelerón momentáneo.

Todo el mundo conoce el videojuego *Pac-Man*, donde el comecocos debe escapar de los fantasmas. Sin embargo, a veces ciertas píldoras permiten revertir el juego, dándonos una superfuerza para comer a los fantasmas o escapar más fácilmente de ellos. Eso es, en el fondo, el estrés: la píldora de Pac-Man. Un corazón que late más rápido, músculos tensos, hiperventilación, visión más nítida, sonidos amplificados: un paquete de reacciones que nos preparan para luchar o huir. El problema es que, en la mayoría de las ocasiones, huir o luchar no nos ayuda a solucionar el problema. Nos encontramos atrapados en una programación obsoleta que no es capaz de entender que los peligros o las amenazas que vivimos actualmente pueden ser de una naturaleza enormemente compleja. Por ejemplo, ¿de qué sirve esa respuesta cuando tengo que dar una charla delante de un grupo de desconocidos? ¿Debo iniciar un combate contra ellos o encontrar la salida más próxima cuando lo que se espera es que comunique una idea? En un mundo donde enfrentarse a los *fantasmas* a menudo significa lidiar con una wifi lenta o hacer networking, ¿no sería más útil una respuesta de *lucha o huida* que involucre habilidades sociales sobre cómo ser encantador en lugar de cómo correr más rápido? Considerando que el estrés evolutivo nos preparaba para enfrentarnos a los depredadores o escapar de ellos, ¿cómo se supone que he de aplicar estas habilidades para salirme de un grupo de WhatsApp o afrontar la presión de seguir agregando *amigos* en las redes sociales? ¿Cómo convencerías a tu cerebro prehistórico de que no, no estás siendo perseguido por un tigre de dientes de sable, sino que solo tienes una hoja de cálculo delante?

Así que, como ves, la mayoría de las veces no puedes emplear esos superpoderes porque no hay un contexto para ellos, y en lugar de conseguir una superfuerza terminas con una gran activación. ¿Y qué puede pasar con esa energía sobrante? Pues que se vuelve contra nosotros. Se parece casi a un sistema inmune que acaba perjudicando a su propio organismo en vez de a un cuerpo invasor como un virus. Los virus son agentes externos de los que tratamos de defendernos, pero es el sistema inmune descontrolado el que termina perjudicado.

¿Y qué es entonces la ansiedad? La ansiedad se produce cuando los fantasmas han salido del *Pac-Man* y aparecen en tu vida, juegues o no a la maquinita. Con la ansiedad no hace falta que exista ninguna amenaza real. Es hallarte en un estado constante de alerta, esperando que algo salga mal. No importa cuántas píldoras de superpoder tomemos, no podemos escapar de la sensación de peligro. Es sentir que necesitas huir o luchar, pero sin saber realmente contra qué. Esto nos lleva a estar siempre preocupados, pensando en posibles problemas futuros y sintiéndonos atrapados en un ciclo de miedo e incertidumbre. La ansiedad es esa sensación de estar atrapado en un juego donde las reglas no están claras y los enemigos son invisibles, lo que hace que la vida cotidiana se sienta como una serie interminable de desafíos insuperables.

Otra manera de poder entender la respuesta tanto del estrés como de la ansiedad es que son la consecuencia de un conflicto, si por conflicto entendemos la distancia entre el estado deseado y el actual. El estrés nos moviliza hacia el cambio como el aburrimiento nos lleva hacia la búsqueda de actividad. Es un conjunto de respuestas que en el fondo causan malestar en el individuo y que hacen buscar las raíces del malestar. Podríamos en este caso definir el estrés como un dolor; igual que un dolor físico nos avisa de que algo no está funcionando adecuadamente, ya sea nuestro estómago o un ligamento, el estrés y la ansiedad nos avisan de que probablemente necesitemos un cambio para restaurar el equilibrio.

¿Es la ansiedad generalizada un elefante reactivo?

La prevalencia se refiere al número total de casos de una enfermedad en una población en un momento específico. Es una medida utilizada en epidemiología para entender la magnitud de un problema de salud en una población determinada. Se puede expresar como una prevalencia puntual (en un momento específico), anual (casos en un año) o de por vida (casos a lo largo de la vida).

A nivel mundial, más de 260 millones de personas padecen trastornos de ansiedad, según la Organización Mundial de la Salud (OMS). En España, los trastornos de ansiedad afectan al 67 por ciento de la población que acude a atención primaria, con una prevalencia más alta en mujeres (88 por ciento) que en hombres (45 por ciento). La prevalencia a doce meses del trastorno de ansiedad generalizada (TAG) en España es del 10 por ciento, y la prevalencia de por vida es del 28 por ciento.

El TAG presenta ciertas características en la población que lo padece. La prevalencia aumenta con la edad, siendo del 10 por ciento en personas de 18-24 años, del 15 por ciento en personas de 35-44 años y del 22 por ciento en mayores de 55 años. Es más frecuente en mujeres que en hombres, con una razón de 2:1. Las personas con un nivel socioeconómico más bajo, menores ingresos, desempleados y personas dedicadas a tareas domésticas tienen una mayor prevalencia. El

TAG es particularmente prevalente en atención primaria, donde aparece en el 11,7 por ciento de los pacientes.

En la ansiedad generalizada la persona posee una lupa de muchos aumentos que le hace perder la perspectiva. Todo parece inquietante y peligroso, cualquier amenaza no solo es posible, sino muy probable. Las preocupaciones y rumiaciones ocupan un lugar central en su vida. A veces, desde la mañana hasta la noche se halla sumida en un ciclo de preocupación y comprobación de esas preocupaciones.

El manual de clasificación diagnóstica DSM V nos da una serie de criterios para que podamos entender cómo se puede identificar que alguien padece de ansiedad generalizada:

1. **Preocupación excesiva:** se trata de sentir una ansiedad y preocupación intensas por diversas actividades o eventos la mayor parte del tiempo durante, al menos, seis meses. Es como tener una mente que no puede dejar de pensar en «¿y si...?» sobre muchas áreas de la vida, incluso cuando no hay una causa real para preocuparse. Lo malo de este tipo de definiciones es precisamente que son muy indefinidas. ¿Cuándo podemos considerar que nuestra preocupación es excesiva? Se parece un poco a la ropa que llevamos, porque unos somos más frioleros que otros, y mientras unos están en manga corta, en el mismo lugar otros llevamos dos capas y sigue sin parecernos suficiente. Además, no olvidemos que la gente no se preocupa por hobby, sino porque considera que se siente más protegida, y a veces prescindir de ciertas seguridades se hace muy difícil. De la misma manera que hay personas que acumulan trastos inservibles y papeles para «por si acaso» algún día los necesitan. Por otro lado, vamos a fijarnos en que la definición dice que no hay una causa real de la que preocuparse, pero volvemos a algo ambiguo otra vez: ¿cómo definimos, pues, que hay preocupaciones reales y otras imaginarias?

Esta ambigüedad, de nuevo, puede resultar muy frustrante. Lo que una persona considera una preocupación válida, otra puede verlo como una trivialidad. Es aquí donde entra la subjetividad de la experiencia humana. Por ejemplo, para alguien que ha tenido una mala experiencia en el pasado, el temor a que se repita puede parecer completamente racional, mientras que para alguien que no ha vivido lo mismo, esa preocupación puede parecer exagerada.

¡Qué difícil delimitar una frontera! No podemos realizar un cálculo numérico que nos guíe porque los pensamientos y los deseos no saben, no pesan, no tienen tamaño ni longitud, no son mensurables.

Todos los niños conocen la historia de la cigarra y la hormiga, una fábula para hacernos conscientes de la importancia del sacrificio y el trabajo duro, y sobre cómo centrarse en las metas realmente importantes... para la hormiga, claro. Para la cigarra, la hormiga es aquella que la deja morir de frío, que juzga su situación sin tratar de entender sus circunstancias, es paranoica... y capaz de cerrar las fronteras migratorias porque considera que está rodeada de vagos que se apropian de su trabajo, obsesionada con la productividad y con acaparar recursos con los que podrá especular.

2. Difícil de controlar: la preocupación es tan fuerte que intentar controlarla o detenerla se siente como tratar de detener un tren a toda velocidad con las manos. Simplemente, es muy difícil de manejar. Pero aquí existe un problema de base. Se supone que tenemos una especie de frontera que nos permite controlar el contenido de nuestra mente, y que lo importante es ser un estricto guardián de esa frontera. Sin embargo... la mayoría de los problemas que vamos a tener con nuestra ansiedad tienen que ver con ese papel de guardián que asumimos... Craso error, como veremos más adelante.

El control es adictivo, es una de las drogas más potentes que existen, quizá porque sabemos en el fondo que es un deseo que nunca completaremos del todo. Tendemos a pensar en nuestra vida como un círculo que ha de completarse, con lo que entendemos que hay un final. Pero hay que vivir sabiendo que muchas cosas no las entenderás y que no todos los deseos los podrás cumplir, que algunos objetivos quedarán atrás...

Sin embargo, el verdadero desafío radica en aceptar esta incertidumbre y aprender a soltar el deseo de dominio en aquellos aspectos en los que no solo no soluciona nada, sino que empeora nuestra situación. La mente humana tiene una tendencia natural a buscar certeza y predictibilidad, pero la realidad es que el mundo es inherentemente impredecible. Intentar manejar todos los aspectos de nuestra vida y nuestras preocupaciones es como intentar atrapar el viento: una empresa frustrante e imposible.

Quizá uno de los conflictos principales en el ser humano sea el de equilibrar dos elementos de una balanza: por un lado, nuestro deseo de control, que es el intento de influir sobre lo que nos rodea; es el acto de conducir, de tomar. Por otro lado, se encuentra la confianza, la fe en nuestras capacidades y en que las cosas pueden resolverse favorablemente sin la necesidad de ejercer un control constante. En este caso, el acto es el de soltar. El miedo es la emoción que añade o quita pesos, con lo que así se modula la balanza.

Esta dinámica puede asemejarse al acto de conducir un coche: conducir representa nuestro deseo de controlar el camino, la velocidad y la dirección, asegurándonos de evitar obstáculos y llegar a nuestro destino. Sin embargo, también es esencial confiar en que hemos preparado el coche adecuadamente, en que los demás conductores respetarán las normas de tráfico y en que las condiciones del camino serán adecuadas. Conducir implica no solo mantener las manos en el volante, sino también aceptar que no podemos prever ni controlar cada variable del viaje. Así, vivir es un equilibrio entre dirigir activamente nuestras acciones y confiar en nuestra capacidad para adaptarnos a lo inesperado, cosa que permite que ambos elementos se complementen en lugar de competir entre sí.

3. Síntomas físicos: además de la preocupación mental, el cuerpo también reacciona. Los síntomas físicos de la ansiedad generalizada son variados y pueden afectar diferentes sistemas del cuerpo y manifestarse de manera crónica y persistente. Entre los más comunes se encuentran la fatiga y el cansancio, como resultado de la constante tensión y el estado de alerta en el que vive la persona. Además, es frecuente experimentar trastornos del sueño, como dificultad para conciliarlo o mantenerlo, lo que contribuye aún más a la sensación de agotamiento.

Otras señales incluyen la tensión muscular, que puede provocar dolor en diferentes partes del cuerpo, especialmente en la espalda y los hombros. Las personas con ansiedad generalizada también pueden sufrir de temblores, agitación, nerviosismo o tendencia a los sobresaltos. A nivel cardiovascular, se pueden presentar palpitaciones, sensación de asfixia y dolor en el pecho. A nivel gastrointestinal, son comunes las náuseas, los vómitos, la diarrea y el síndrome del intestino irritable.

La ansiedad generalizada tiene una conexión más fuerte con los síndromes de dolor que otros trastornos de ansiedad. Esto se ha observado en estudios recientes, donde se ha encontrado que el TAG se asocia significativamente con condiciones de dolor crónico, como el de espalda. Esta relación es evidente incluso en casos menos graves de TAG, lo que sugiere una conexión directa entre la ansiedad generalizada y el dolor inexplicado a nivel médico. Además, este vínculo no puede ser completamente explicado por otros factores como la edad, el sexo o la presencia de otras enfermedades.

Nuestros síntomas son muchos de esos pensamientos materializados, como recordatorios que nos conducen una y otra vez al mismo ciclo de preocupaciones y rumiaciones.

Cuando nuestros pensamientos están dominados por preocupaciones y ansiedad, el cuerpo responde con síntomas de estrés. Estos síntomas físicos, a su vez, refuerzan nuestros pensamientos ansiosos, con lo que crea un ciclo difícil de romper. Es más difícil no hacer caso a nuestro discurso mental si este se halla impregnado de huellas somáticas. Y sin embargo la forma de trabajar con ellos va a depender del mensaje que encontremos detrás de esta manifestación.

Por otro lado, no podemos obviar la cantidad de estudios que nos muestran los síntomas como una forma de expresar un malestar cuando no podemos darle palabras o expresión. A veces, la mente sufre, y el cuerpo pide ayuda, como ocurre en aquella mítica escena de *El padrino*. Se ha comprobado que, en muchas ocasiones, las personas con dificultad para identificar y describir sus emociones, conocida como alexitimia, tienden a experimentar síntomas físicos intensos y molestos, un fenómeno llamado amplificación somatosensorial.

Un estudio[1] reveló que estas personas, incapaces de expresar sus sentimientos, son más propensas a sufrir dolores y malestares físicos debido a su sensibilidad aumentada a las sensaciones corporales. Los investigadores encontraron que los pacientes con altos niveles de alexitimia presentaban una mayor tendencia a percibir las sensaciones corporales como intensas y perturbadoras. Además, estos pacientes reportaron un mayor número de síntomas somáticos y niveles elevados de estrés y ansiedad.

Este hallazgo subraya la estrecha relación entre la salud emocional y física, y sugiere que, cuando no podemos expresar nuestros sentimientos con palabras, nuestro cuerpo a menudo lo hace por nosotros a través de síntomas físicos. La amplificación somatosensorial y la alexitimia ilustran cómo el cuerpo puede convertirse en un portavoz del sufrimiento emocional, manifestando a través del dolor y el malestar lo que la mente no puede verbalizar.

4. Impacto en la vida: estos síntomas y pensamientos no son solo molestos; realmente afectan la vida diaria. Pueden hacer que sea difícil llevar a cabo tareas cotidianas, trabajar eficazmente o disfrutar de momentos de relajación.

La ansiedad persistente puede llevar a evitar situaciones que otros consideran normales. Imagina no poder asistir a eventos sociales, sentir que no puedes cumplir con tus responsabilidades laborales o incluso temer salir de casa. Estas situaciones, que para muchos son parte de la rutina diaria, se vuelven aterradoras y abrumadoras para quienes viven con TAG. Este aislamiento no solo reduce la calidad de vida, sino que también alimenta una constante sensación de estar en alerta máxima. Este estado perpetuo de preocupación y tensión puede convertirse en un círculo vicioso, donde la sensación de incapacidad y desesperanza se refuerza y agrava con el tiempo.

Además de estos síntomas físicos y emocionales, hay factores clínicos que empeoran la situación para las personas con TAG. Por ejemplo, los antecedentes familiares de trastornos de ansiedad o altos puntajes en la escala de depresión de Hamilton están asociados con una peor calidad de vida. Esto sugiere que una predisposición genética puede hacer que los síntomas sean más difíciles de manejar. También es común que las personas con TAG tengan otros trastornos, como la depresión, que aumentan la discapacidad. La depresión intensifica la desesperanza y la falta de energía, haciendo que sea aún más difícil llevar una vida normal. Aunque se ha observado que las personas mayores tienden a adaptarse mejor con el tiempo, esto no reduce el impacto severo del TAG, especialmente en los jóvenes o aquellos con altos niveles de estrés y pocas estrategias de afrontamiento. Identificar y entender estos factores es crucial para desarrollar tratamientos más efectivos y mejorar la calidad de vida de quienes padecen este trastorno incapacitante.

5. No se debe a otra condición: un aspecto importante que considerar es la ansiedad inducida por sustancias y cómo estas son causantes en sí mismas de muchos de los síntomas. El consumo de alcohol, drogas recreativas e incluso ciertos medicamentos pueden desencadenar o empeorar los síntomas de ansiedad. Sustancias como la cafeína, la nicotina y las anfetaminas son conocidos estimulantes del sistema nervioso central, y su ingestión puede provocar síntomas de ansiedad como palpitaciones, sudoración, temblores y sensación de pánico. En algunos casos, el uso prolongado de estas sustancias puede llevar a la dependencia, con lo que se crea un ciclo donde la sustancia alivia temporalmente la ansiedad, pero, a largo plazo, la agrava.

Además, la abstinencia de ciertas sustancias, como el alcohol o los sedantes, puede ser particularmente difícil y producir síntomas intensos de ansiedad. El cuerpo, acostumbrado a la presencia de estas sustancias, responde de manera adversa cuando se interrumpe su consumo, lo que resulta en un aumento significativo de la ansiedad. Este proceso puede ser extremadamente incapacitante y hacer que las personas sientan que necesitan continuar usando la sustancia para evitar estos síntomas desagradables, lo que perpetúa el ciclo de dependencia y ansiedad.

El término «ansiedad generalizada» es una etiqueta que los clínicos simplemente usamos para distinguir este tipo de ansiedad de otras. Sin embargo, es importante que entendamos que tiene todas las limitaciones de una foto. Una foto es un momento en el tiempo, un retrato simple de una realidad que es mucho más compleja. Me refiero a que no importa tanto que algo me suceda, o qué tipo de ansiedad tengo, sino cómo sucede y cuál es la función que esa ansiedad ejerce en mi persona.

Por otro lado, una etiqueta es una etiqueta… nada más. Como manifiesta el budismo: si utilizo una barca para pasar a la otra orilla, ¿de qué me sirve después de cruzar el río? Hay que dejarla en la orilla. Con las etiquetas pasa lo mismo: decir que tengo ansiedad generalizada solo es una manera de situarnos o comunicarnos, pero está muy lejos de poder definirnos. Es más, a veces las etiquetas ejercen un importante poder limitador. Me recuerda a una anécdota que me contó una persona a la que veía y padecía agorafobia. Me dijo que un día estaba en una cola para entrar al cine y que de pronto recordó que era agorafóbico. Como un dibujo animado que en una persecución no se da cuenta de que se ha pasado de frenada y está andando sobre el vacío de un barranco, y solo cuando se da cuenta se cae.

Dentro del aparente caos que está experimentando la persona, podemos percibir que, en realidad, la ansiedad generalizada forma parte de un sistema organizado de respuesta. Es un intento de solución que posee una lógica interna. Las preocupaciones, como veremos, siguen una cierta lógica.

Para entender un poco mejor este mecanismo, vamos a visualizar el funcionamiento de nuestra mente como una intrincada red de túneles de metro. Imagina que la mente es una ciudad extensa, interconectada por un complejo sistema de metro. Cada estación es un pensamiento, una preocupación o un temor, y los trenes son las rutas de nuestra atención, constantemente en movimiento de una estación a otra.

En una mente equilibrada, los trenes siguen rutas eficientes y se detienen en estaciones relevantes y necesarias antes de ponerse en marcha de manera productiva hacia la siguiente. Hay un equilibrio entre detenerse a considerar las preocupaciones legítimas y seguir adelante hacia pensamientos más constructivos. Los trenes a veces se pierden o se desvían, o no siguen la ruta correcta, pero no es lo más usual.

Sin embargo, para alguien con TAG, este sistema de metro opera de manera diferente. Los trenes, o sea, nuestra atención, se ven atraídos repetidamente hacia ciertas estaciones de preocupación, duda e incertidumbre. Estas estaciones tienen una fuerza gravitacional que atrapa a los trenes en bucles continuos, lo que hace que recorran el mismo camino una y otra vez, sin llegar realmente a un destino productivo. Las preocupaciones se ramifican como líneas que se extienden en múltiples direcciones, aunque todas llevan a vías muertas o conducen a más estaciones de incertidumbre. Así se generan rutas cada vez más complejas y menos eficientes, y se atrapa a los trenes en ciertos bucles.

En el fondo podríamos ver el TAG como un entramado sistema que intenta minimizar la posibilidad de error en una línea que va del presente hacia el futuro. Es casi lo contrario del trastorno obsesivo compulsivo (aunque lo más común es que las personas posean ingredientes de ambos), donde el mecanismo no radica en prevenir el error, sino en la comprobación para asegurarnos de que no lo hemos cometido. Por ejemplo, en el caso de una persona que tenga terror a la contaminación o la posibilidad de dejarse la llave del gas abierta, volver sobre sus pasos y comprobar es la manera que posee de lidiar con la incertidumbre.

Lo interesante de esta metáfora del sistema de metro es que, así como en una ciudad real, las rutas pueden ser rediseñadas. Aunque las estaciones de preocupación y las líneas de duda estén bien establecidas, siempre es posible construir nuevas vías. Esto requiere reconocer primero que algunos de estos bucles existen debido a patrones de personalidad y hábitos de pensamiento arraigados que hacen que ciertas estaciones sean más *pegajosas* o atractivas para los trenes de nuestra atención.

Aquí es donde este libro entra en juego, ya que ofrece las herramientas necesarias para comenzar a construir nuevas líneas en este sistema de metro mental. Al aprender a redirigir los trenes hacia estaciones más útiles y productivas, podemos disminuir la frecuencia e intensidad de las visitas a las estaciones de preocupación crónica. Esto no significa que las viejas estaciones desaparezcan; siguen ahí, pero, con el tiempo y la práctica, los trenes de nuestra atención aprenderán a pasar por ellas sin detenerse, o, al menos, a detenerse menos tiempo.

Podemos trabajar en este proceso. De acuerdo, no podemos borrar las estaciones, pero sí hacer trenes cada vez más eficientes y entender cómo es posible generar rutas que no establezcan círculos que nos llevan siempre por el mismo camino. Entender las reglas de esta compleja red nos permitirá entender las claves para que la ansiedad no nos conduzca a callejones sin salida.

Qué no es ansiedad

Contarte una historia equivocada sobre lo que te pasa puede resultarte más costoso de lo que te imaginas. Determinadas ideas que han impregnado nuestra concepción de la ansiedad pueden perjudicarnos o ayudarnos en nuestro proceso enormemente.

La ansiedad no es una enfermedad en el sentido tradicional; es más bien un complejo entrelazado de emociones y reacciones que todos experimentamos de manera diferente. No hay una sola causa para la ansiedad; en realidad, es el resultado de muchas influencias variadas, desde nuestra biología hasta nuestras experiencias de vida.

Pensar que estamos *enfermos* por sentir ansiedad nos sitúa en una posición vulnerable, puesto que esperamos ser *curados* de algo que en realidad forma parte de la experiencia humana. Esta visión puede llevarnos a sentirnos atrapados en un estado que percibimos como una condición permanente, casi como si estuviéramos bajo una especie de hechizo del cual no podemos escapar.

Sin embargo, si pensamos en la ansiedad como una forma de dolor, el panorama cambia. El dolor, ya sea físico o emocional, es una señal de que algo no está bien. Nos avisa cuando necesitamos hacer un cambio, ya sea en nuestro cuerpo o en nuestra manera de interactuar con el mundo. La ansiedad, en este sentido, nos indica que hay aspectos de nuestras vidas o de nuestros pensamientos que necesitamos ajustar o entender mejor.

En lugar de avergonzarnos por sentir dolor, tanto emocional como de otro tipo, la pregunta más útil que podemos hacernos es cómo podemos aliviarlo. La ansiedad nos ofrece la oportunidad de explorar y entender mejor nuestras emociones, lo que nos guía hacia un camino de crecimiento personal y bienestar.

Otras personas pueden ver la ansiedad como un virus que nos sumerge en una batalla constante contra nuestros propios sentimientos, una lucha que en realidad no se puede ganar porque los sentimientos no se erradican como enemigos. Esta perspectiva nos hace erróneamente buscar causas externas para nuestro malestar e ignorar que a menudo son nuestras propias creencias y comportamientos los que necesitan ajuste. Al etiquetarnos como *ansiosos*, caemos en la trampa de creer que estamos predestinados a sufrir, lo cual nos aísla y nos convence de que nuestra situación es permanente y sin solución.

Hay quienes consideran la ansiedad como una forma de ser, pero la ansiedad no define quiénes somos; es más una condición temporal que surge de cómo respondemos a ciertas situaciones. Si reconocemos esto, podemos comenzar a ver la ansiedad no como una enfermedad o un enemigo, sino como un indicador de que algo en nuestra gestión emocional y conductual necesita ser reevaluado. Este cambio de perspectiva nos permite abordar la ansiedad de manera más constructiva y aprender a modificar nuestras reacciones en lugar de luchar contra ellas. Cambiar estas creencias perjudiciales por concepciones más adaptativas, como ver la ansiedad como un dolor informativo en lugar de una enfermedad, o como una gestión inadecuada de nuestras emociones en lugar de un virus, nos empodera para afrontarla de una manera más equilibrada y saludable.

Atribuir la ansiedad a causas externas puede llevarnos por caminos equivocados. Creer que surge de una debilidad interna o un fallo de carácter tampoco nos acerca a una comprensión real de este fenómeno. Es importante reconocer que muchas personas que experimentan ansiedad no son inherentemente frágiles; más bien, se encuentran frente a una tormenta emocional para la cual no tenían el mapa o las herramientas adecuadas para navegarla.

Esta situación se complica aún más cuando confundimos la predisposición natural de una persona a sentirse más ansiosa —lo que se conoce como «ansiedad de rasgo»— con el desarrollo de un trastorno de ansiedad real. Aunque estas dos condiciones pueden estar relacionadas, no son intercambiables. Una persona puede tener una disposición natural a la ansiedad sin necesariamente desarrollar un trastorno de ansiedad, y viceversa.

Es más, hay individuos que, a pesar de parecer calmados y controlar la mayoría de los aspectos de sus vidas, pueden experimentar un miedo paralizante ante situaciones específicas, como hablar en público o enfrentarse a espacios cerrados. Esto no significa que carezcan de habilidades para manejar su vida cotidiana; simplemente, se encuentran ante situaciones que activan su ansiedad de una manera que les resulta difícil de manejar.

Por lo tanto, es crucial entender que la ansiedad no es un indicador de debilidad ni un defecto de carácter, sino una reacción emocional intensa ante ciertas situaciones o pensamientos que, con el apoyo y las estrategias adecuadas, puede ser comprendida y gestionada de manera efectiva.

Prepárate para una misión

Kant nunca salió de Königsberg. Todos los días se levantaba a las cinco de la mañana, tomaba un té, fumaba una pipa y se entregaba a sus libros y ensayos con meticulosidad. A la hora debida emprendía el camino hacia la universidad, donde impartía sus clases. Siempre realizaba el mismo recorrido y cumplía con sus rituales de manera escrupulosa. Dicen que los habitantes de Königsberg ponían en hora sus relojes cuando pasaba el filósofo por su calle.

No sabemos los motivos por los que Kant nunca salió de su ciudad, pero sí sabemos que fue el filósofo más importante de su tiempo. Realizó todo un giro copernicano del conocimiento, nos ayudó a sintetizar la manera en que se forma el saber y cómo realizamos los juicios. En el mundo actual uno puede obtener una gran repercusión entre las paredes de su habitación si logra la audiencia adecuada, pero en aquella época era realmente inaudito. Y sin embargo, efectivamente, este *influencer* de la filosofía, sin ningún equipo de grabación, llegó hasta donde llegó. Immanuel Kant rescató la expresión de otro pensador latino llamado Horacio, *sapere aude* (atrévete a saber), como escribió en su ensayo de 1784 titulado «¿Qué es la Ilustración?».

Sapere aude. Atrévete a saber. La audacia del conocimiento puede dar luz a las sombras, y era ese, no otro, el objetivo de la Ilustración. Refleja el ideal ilustrado de buscar conocimiento, cuestionar las autoridades y las tradiciones sin fundamento, y fomentar la educación y la ciencia como medios para el progreso y la mejora de la sociedad.

Cada vez que alguien se sienta delante de mí no pregunto directamente por el motivo de la consulta. Sé que lo más seguro es que vayamos a tratar algo relacionado con la ansiedad. Pero toda relación requiere un comienzo, y todas las buenas historias deben tener un principio.

«¿Qué hacemos aquí?», le pregunto. Al final me he quedado en esa fórmula para empezar. Es una cuestión que en el fondo refleja muchas cosas. La primera es que no le pregunto solamente a la persona, sino que también me lo estoy preguntando a mí. Intento que esa pregunta se resuelva en la primera sesión, aunque no siempre es posible. La razón es que probablemente la persona se haya internado en una selva, y sé que si estamos de acuerdo vamos a iniciar un viaje de exploración. Es bueno saber los motivos que nos llevan a internarnos en la arboleda.

Sapere aude. Atrévete a saber, querido lector. Sé que quieres que hablemos de tu ansiedad y sé que estás impaciente, pero te pido un poco de paciencia. Ten en cuenta que vamos a iniciar un camino, pero primero tenemos que entender para qué vamos a hacer este camino.

Una selva está llena de vegetación tupida, de habitantes desconocidos. En las zonas más densas, la luz no siempre deja ver la realidad, los sonidos a veces nos pueden sobrecoger si no estamos acostumbrados a ellos.

Mi trabajo es ayudarte a conducir un elefante en esas zonas donde se ve poco, así como a aprender a descifrar los sonidos de la selva. Entender a qué elementos debemos aprender a prestar atención y a cuáles no, cómo podemos alimentarnos en ella y qué trampas evitar. Lo malo de las selvas es que es fácil perderse en ellas y resulta más difícil salir que entrar.

Y aquí es donde nos encontramos los dos. En mi caso, después de vagar por mi selva particular, he ayudado a recorrer las selvas de otros exploradores. Te puedo decir que es un trabajo apasionante. Me especialicé en trastornos de ansiedad y he dedicado a esto los últimos veinticinco años de mi vida. Además de haber hecho todos esos viajes, me encanta contar historias sobre ellos, poner palabras a los pensamientos y emociones de las personas que recorren este ecosistema.

Mi objetivo no es derribar los árboles y acabar con la fauna del bosque, porque la fauna es necesaria. No se trata de acabar con tu ansiedad, sino de que la veas claramente y entiendas su funcionamiento. No se trata de evitar el dolor, que es algo por lo que vamos a transitar en nuestra vida queramos o no. Se trata de que entendamos que algunas de las acciones que hemos generado para tratar de evitar el dolor han terminado generando más sufrimiento, y por ende también la ansiedad que probablemente te haya llevado hasta aquí.

En mi anterior libro, *El mapa de la ansiedad*, traté de dar una visión esquemática de las diferentes caras con las que la ansiedad nos visita. Me propuse explicar qué es y cómo nos influye, y quise que nos alejásemos de muchos de los mitos que terminan por obstaculizar nuestro camino. Traté de representar la ansiedad no como una enfermedad o un fallo de nuestro cableado, sino que intenté hacer entender que existía una cierta lógica en su funcionamiento. Fue algo así como un esquema general.

En el libro que tienes ahora mismo en tus manos me centraré, sobre todo, en uno de los rostros más visibles de la ansiedad: el trastorno de ansiedad generalizada. Pero para entender bien de lo que estamos hablando, antes tenemos que entender otros conceptos.

2

Cabalgando con elefantes

Un elefante pesa cincuenta veces más que su mahout, que no puede hacer uso de su fuerza para dirigirlo. En lugar de eso los seres humanos han utilizado técnicas para intentar hacerse con la voluntad del paquidermo. A veces han utilizado herramientas con el fin de someterlo por el miedo y la fuerza…, pero esa no es la historia de este mahout. Reprimir una voluntad no era un método eficaz para Nayan.

Si tratamos de hundir una pelota en el agua, por más que la empujemos hacia abajo, acaba por zafarse y sale a flote con más fuerza. Nayan pudo comprender que la dominación por la fuerza solo aseguraba una resistencia igualmente vigorosa. En lugar de someter, él buscó entender. Se dedicó a observar a Bodhi, a aprender sus gestos y sonidos, y descubrió qué le motivaba y qué le desagradaba. Con paciencia y respeto, Nayan y Bodhi empezaron a comunicarse en un lenguaje sin palabras, uno hecho de gestos sutiles y emociones compartidas.

Poco a poco, así fue como jinete y elefante armonizaron su caminar. Los pasos lentos y firmes de Bodhi parecían guardar una sincronía con la voluntad del mahout. No siempre era así, pero algo en la voz de Nayan, o en su porte o sus indicaciones, lograba las más de las veces dirigir al elefante por el sendero deseado.

Regreso al futuro

Quizá no seas del todo consciente, pero existen los viajes en el tiempo. No hace falta de una avanzada tecnología, ni hay que tirar de fenomenología cuántica ni explicaciones abstrusas. La respuesta está en tus lóbulos parietales. Ubicados en la parte superior y posterior de nuestro cerebro, los lóbulos parietales no solo se ocupan de procesar información sensorial como el tacto, la presión y la temperatura, sino que también juegan un papel crucial en la orientación espacial y la conciencia de nuestro propio cuerpo en el espacio. Estas áreas del cerebro son los arquitectos de nuestros viajes internos a través del tiempo y el espacio, que nos permiten revivir experiencias pasadas y proyectarnos hacia futuros posibles.

Si nos adentramos un poco más hacia la parte posterior del cerebro, encontramos en el lóbulo parietal medial el precúneo, el llamado «ojo de la mente». Esta área es un centro de alto mando para la memoria episódica y la visualización, esencial para la reflexión sobre uno mismo, la proyección mental en diferentes escenarios y tiempos, y la creación de *películas mentales* de nuestras vidas. Cuando imaginamos lo que haremos mañana o recordamos lo que hicimos ayer, el precúneo está trabajando, está dirigiendo nuestra mente a través del continuo temporal.

Gracias a ambas estructuras viajamos en el espacio y en el tiempo. Juntas, facilitan una de las experiencias más profundamente humanas: la capacidad de no estar atados al presente, de contemplar el pasado y anticipar el futuro. Qué paradoja haber alcanzado ese poder tan fascinante. Un poder que nos ha liberado de lo inmediato y de lo concreto, y a la vez nos ha podido encadenar al miedo de lo que no hemos experimentado aún. Como Ícaro, al pretender acercarnos al sol, el calor puede llegar a fundir nuestras alas.

La evolución no nos dotó de un cerebro para ser felices, sino que nos dio una potencia inimaginable para poder predecir acontecimientos en una horquilla de tiempo amplísima, mucho más que cualquiera de nuestros hermanos de evolución. Eso que se convirtió en nuestro superpoder, que nos ha permitido tener estructuras sociales complejas, que nos ha permitido crear arte o un sistema económico, se ha podido convertir en uno de los agujeros por donde sangra nuestra angustia. No hay superhéroes o superheroínas sin problemas, porque esos mismos superpoderes pueden exceder nuestra capacidad para comprenderlos. Poseemos un proyector que nos hace recorrer continuamente el espacio y el tiempo. Sabemos que vamos a morir, que nada es estable, podemos tratar de imaginar lo que piensan los otros, y da igual que nada esté aquí y ahora, porque podemos verlo en nuestra pantalla de proyección. Cuando viajo en el metro y observo a todo un vagón alineado consultando sus pantallas móviles, sin mirar a quién tienen frente a sí o a su alrededor (momentos en los cuales me incluyo, aunque procuro ser consciente y evitarlo), puedo darme cuenta de que es una metáfora muy buena de todo esto. Están en el mismo lugar y en el mismo tiempo en apariencia, pero cada uno se halla, a la vez, en otros escenarios y en otros momentos, viendo perfiles de Instagram que ya han sido publicados en el pasado, o planeando cosas que van a comprar en un futuro.

Respuestas evolutivas

Siguiendo con el juego de la imaginación te propongo retroceder en el tiempo, hace cuarenta mil años exactamente. Eres parte de una tribu nómada durante el Paleolítico, una época basada en la supervivencia diaria en un mundo indómito y vasto. La vida no se parece nada a la que conoces ahora, y tu grupo se desplaza a lugares más cálidos con el objetivo de cazar bisontes, que migran en busca de pastos frescos siguiendo rutas ancestrales que atraviesan estepas y valles. Tu clan, conocedor de estos patrones migratorios, se desplaza a la zaga y anticipa sus rutas para preparar emboscadas.

Imagina este escenario: la tribu se encuentra en silencio, oculta entre la vegetación, observando un claro donde se espera que pase una manada de bisontes. De repente, los arbustos en el límite opuesto del claro se agitan ligeramente. Para algunos, ese movimiento podría ser descartado con facilidad como el viento o un pequeño animal, pero, para los más preocupados, es un motivo de alerta. Su mente evalúa rápidamente las posibilidades: ¿es un depredador acechando a la misma presa? ¿Podría ser otra tribu con la misma intención?

Uno de los ancianos más cautelosos, que ha vivido suficientes inviernos como para confiar en su intuición, señala el movimiento a los demás. La tribu se retira silenciosamente y abandona el claro. Momentos después, la sombra de un gran felino se desliza por donde ellos estaban escondidos. La decisión de retirarse les ha salvado la vida y les ha permitido buscar otra oportunidad de caza en un lugar más seguro. Un día más para la tribu gracias al *ansias* de turno.

Si tú y yo estamos aquí, ha sido gracias a las generaciones de preocupados que nos han precedido. Gracias a los miembros de nuestro grupo que revisan las fechas de caducidad del contenido de nuestra nevera, gracias a los que guardan la presentación del PowerPoint en tres USB diferentes, los que planifican los viajes que el resto disfrutan, los que tienen un plan B, C, D y dan la vuelta al abecedario, gracias a sus úlceras estás leyendo este libro.

Cuando se dice que algunos organismos son más sensibles que otros, en realidad estamos diciendo que perciben un rango mayor de sensaciones, que su umbral perceptivo es mayor, por lo que van a recibir más información que el resto. Se parece a mirar el mundo con una lupa, donde podemos percibir mayor riqueza de matices y nitidez. Pero nada es gratis, y una mayor cantidad de información hace que tomar decisiones sea más difícil porque el número de opciones es significativamente mayor, y la conciencia de posibles peligros sufre un crecimiento exponencial. Además, la atención a los detalles puede hacernos perder la perspectiva, porque imagina cómo sería caminar por la calle con ese nivel de detalle.

La manzana de Newton era circular

La leyenda dice que la inspiración para su teoría de la gravitación se le ocurrió a Newton mientras veía caer una manzana de un árbol en el jardín de Woolsthorpe Manor, su casa materna en Lincolnshire. El físico no habla de nada parecido en ninguna de sus obras, sin embargo, hay una tragedia reseñable que se narra en los libros de historia y que pudo ser mucho más importante que una fruta.

La gran plaga de Londres, un brote devastador de la peste bubónica que afectó a la ciudad entre 1665 y 1666, es considerada una de las últimas grandes epidemias de la enfermedad en Europa y causó la muerte de aproximadamente un cuarto de la población londinense. Newton tenía entonces veintitrés años y era un estudiante de Cambridge. La epidemia vació la universidad, y muchas personas se retiraron a casas en las afueras. Al estar libre del programa curricular de la universidad y la presión de los profesores, este genio se sumergió en sus propias elucubraciones y experimentos. Este periodo es conocido como *annus mirabilis*, el año de las maravillas. Así fue como Newton se enamoró de la luz y la descompuso, y como vislumbró la gravedad y sus misterios.

Personalmente no recuerdo así la pandemia de 2020, tengo que confesar que fue mucho menos productiva: escuchar noticias, hacer videollamadas con cerveza, preguntarme por el misterioso caso de la desaparición del papel higiénico y grabar los deberes que los profesores mandaban a los niños, que preferían sucumbir a los encantos del *Minecraft* y el *Fornite*.

Lejos de las distracciones digitales, seguramente aquel tuvo que ser un año de rumiación para muchos, que terminó derivando en producciones muy creativas. Según algunas fuentes, por ejemplo, otra peste ayudó a alumbrar a Shakespeare las obras *Macbeth* y *El rey Lear*.

En la cultura popular inglesa se conoce como las «tres B» la creencia de que la mayoría de las grandes ideas se dan en el baño (*bath*), en las noches de insomnio (*bed*) o en los viajes de autobús que nos llevan a nuestros destinos (*bus*). Claro que no hablamos de lugares mágicos donde las ideas bullen sin más, por casualidad, sino que se refieren a los lugares donde, al no quedarnos más remedio, solemos estar a solas con nuestros pensamientos y podemos alumbrar ideas.

Detrás de la creación hay un porcentaje enorme de transpiración, nos legaría Edison. La genialidad, la suerte, la serendipia son otros componentes de la ecuación, pero para que actúen, para entender lo que está pasando, hemos dado vueltas y vueltas al problema anteriormente.

Moshe Bar, en su libro *Divagando. Virtudes de la deriva mental*, nos invita a reconsiderar el fenómeno de la divagación mental no como una falla de nuestro cerebro, sino como una muestra que define nuestra humanidad. Un comportamiento que está en nuestra especie mucho más que en otras.

Hay una fina línea que separa lo obsesivo de lo creativo, la angustia de la genialidad. Cuando Sting, el cantante de The Police, compuso *Every Breath You Take*, se quedó sorprendido cuando muchas parejas le confesaron que habían elegido esa canción para conmemorar su boda; nunca tuvo el valor de confesarles que en realidad es una canción que versa sobre un acosador, lo que actualmente llaman un *stalker*: «Cada aliento que tomas, cada movimiento que haces, cada lazo que rompes, cada paso que das, estaré observándote».

Red neuronal por defecto

Imaginar, soñar despiertos, divagar, elucubrar… Es posible que tampoco seas consciente de ello, pero dedicamos casi la mitad de nuestro tiempo a acciones como estas. Según algunas investigaciones, se estima que hasta un 48 por ciento de nuestro día transcurre en otros lugares y momentos distintos al presente. En 2011, un estudio de Harvard dirigido por Matthew Killingsworth y Daniel Gilbert,[1] en el que participaron más de 2.000 voluntarios, arrojó luz sobre este fenómeno. Los participantes fueron monitoreados a través de una aplicación móvil que, de manera aleatoria, les preguntaba sobre el contenido de sus pensamientos. Sorprendentemente, en la mitad de las ocasiones, los sujetos se encontraban distraídos, lejos de la realidad inmediata.

Algunos de los resultados a los que llegaron los investigadores son los siguientes:

- Divagamos cuando nuestra atención, en lugar de centrarse en lo que estamos haciendo, se desplaza a otra cosa.
- La divagación es algo frecuente. El ser humano se pasa casi la mitad del tiempo pensando en cosas distintas a las que está haciendo. La gente era menos feliz cuando estaba divagando que cuando estaba pensando en lo que hacía.
- El ser humano es más infeliz cuando su mente está fuera de la realidad que cuando está centrada en la actividad correspondiente. A través del análisis de retraso temporal, los investigadores sugieren que la divagación mental es generalmente la causa, y no la consecuencia, de la infelicidad.
- La infelicidad era mayor si sus pensamientos eran neutrales o desagradables, pero, incluso siendo positivos, siempre era mejor pensar en lo que se hacía en el momento presente.
- Lo que uno está pensando influye más en su estatus de felicidad que lo que está haciendo. Centrarse en la actividad que uno está realizando ayuda a ser más feliz.

¿Qué actividades nos mantienen anclados a la realidad y evitan que nos perdamos en un mundo tipo Matrix? Resulta que el ejercicio físico, las relaciones sexuales y las conversaciones significativas son los anclajes más fuertes al momento presente.

A menudo, creemos entender y controlar nuestra actividad mental mejor de lo que realmente lo hacemos. Tal vez esto se deba a una visión más racionalista y utilitarista de nuestros procesos mentales. Sin embargo, nuestra mente se encuentra en constante movimiento: está jugando, imaginando mundos alternativos, creando historias distintas, explorando infinitas posibilidades a lo largo del día.

La red neuronal por defecto (RND) es un conjunto específico de regiones en el cerebro que se activan predominantemente cuando no estamos enfocados en el mundo exterior y la mente divaga. Es el piloto automático de nuestra mente y nos hace ver que nuestro cerebro es una ciudad que nunca duerme. Por eso, por mucho que te esfuerces no puedes dejar tu mente en blanco. Esto nos coloca en otra tesitura, otra estrategia con respecto a intentar no tanto eliminar los pensamientos, sino tratar de enfocarlos dentro del plano de la atención. Si observas el encuadre de una escena cinematográfica, te darás cuenta de que no todos los elementos de la escena tienen la misma importancia. La cámara va dando protagonismo a uno u otro elemento, mientras el resto configura un decorado, un contexto. La cámara centra su foco a veces en el actor, otras en su mano o en su mirada. A veces se enfoca un objeto que es importante para la narración.

En el contexto de la depresión, se ha observado una hiperactividad de la RND durante estados de reposo, lo que sugiere que las personas con depresión pueden estar más inclinadas a enfocarse en pensamientos negativos o autorreferenciales sobre el pasado, lo cual es característico de la rumiación. Esta hiperactividad de la RND puede facilitar un bucle negativo de pensamientos que perpetúa el estado depresivo. Por ejemplo, una mayor rumiación sobre errores pasados o preocupaciones futuras puede reforzar el circuito de retroalimentación negativa que mantiene a la persona en un estado de depresión.[2]

En el caso de la ansiedad, aunque la relación es un poco más compleja, también se han observado qué cambios en la actividad de la RND están implicados. La ansiedad a menudo implica una preocupación excesiva por eventos futuros y una tendencia a anticipar resultados negativos, procesos que podrían estar vinculados con una utilización ineficiente o alterada de la RND. Aunque la ansiedad también implica otras redes cerebrales, como la red de saliencia, que ayuda a detectar y responder a estímulos amenazantes, la RND podría contribuir al ciclo de preocupación y anticipación ansiosa al facilitar una excesiva focalización interna en posibles amenazas o escenarios negativos futuros.

El experimento del oso blanco

En los años ochenta, Daniel Wegner, psicólogo social y profesor en la Universidad de Harvard,[3] decidió investigar el curioso fenómeno de la supresión del pensamiento. Inspirado por una anécdota del célebre escritor León Tolstói, quien narró cómo le fue imposible dejar de pensar en un oso blanco simplemente porque se le había pedido que lo hiciera, Wegner se propuso entender mejor este paradigma. Tolstói, desafiado por su hermano a no pensar en un oso blanco, se encontró incapaz de cumplir con la tarea: descubrió que cuanto más trataba de evitar el pensamiento, más presente se volvía el animal en su mente.

Wegner llevó esta curiosidad al ámbito experimental y pidió a los participantes en su estudio que no pensaran en un oso blanco mientras verbalizaban sus pensamientos. Además, dotó a cada participante de una campana que debía hacer sonar cada vez que dicho pensamiento se implantase en su cabeza. Dicen las malas lenguas que aquello era como asistir a una misa en Notre Dame.

Curiosamente, el esfuerzo por suprimir el pensamiento del oso blanco no solo fallaba, sino que resultaba en una mayor frecuencia del pensamiento prohibido, tanto en la vigilia como en los sueños de los participantes. Este fenómeno, denominado por Wegner como «mecanismo de control mental irónico bimodal», ilustra cómo nuestra mente, al tratar de evitar un pensamiento específico, acaba por hacerlo más persistente.

Esta paradoja de la supresión del pensamiento nos revela aspectos fundamentales sobre nuestra psicología y la estructura de nuestro pensamiento. La mente humana, con su compleja red de neuronas y su vasto almacenamiento de recuerdos y conocimientos, opera bajo principios que a menudo escapan a nuestro control consciente. Al intentar suprimir activamente un pensamiento, señalamos de manera involuntaria a nuestra mente que ese pensamiento es significativo, lo que provoca un efecto contrario al deseado. Nuestra mente no entiende el «no», en lugar de eso suprime la partícula negativa, y tiende a hacer lo contrario, es decir, su atención se dirige a la idea que queremos evitar.

El experimento del oso blanco no solo es una brillante exploración de la psicología humana, sino que también ofrece lecciones valiosas sobre cómo manejar pensamientos intrusivos. La estrategia de Wegner de redirigir el foco de atención, en lugar de intentar suprimir un pensamiento, ofrece una alternativa más efectiva para lidiar con la rumiación y la preocupación. Este enfoque se alinea con prácticas modernas en terapia y autoayuda, donde el objetivo no es eliminar los pensamientos indeseados, sino aprender a gestionar nuestra respuesta a ellos.

Mentes en guerra para tiempos de paz

Todo a la vez en todas partes, en todo lugar y en todo momento. Es posible que tu cerebro sea como el cerebro de Bourne, el famoso agente secreto, que se conoce todas las salidas e identifica a todos los enemigos. Se habla mucho de PAS, neurodivergencia, que trataremos un poco más adelante, pero ahora es importante realizar un apunte.

No venimos al mundo con un sistema nervioso estándar y no consumimos las mismas experiencias. Todos poseemos sutiles variaciones, y unos están más predispuestos que otros a la rumiación y la preocupación, como veíamos en el ejemplo que hemos puesto al principio del capítulo.

Kenneth Kendler, prominente investigador en el campo de la ansiedad y la depresión, dirigió un estudio en el departamento de Psiquiatría de la Universidad de Wisconsin-Madison, en Estados Unidos. Este trabajo reveló que en los monos ciertas áreas específicas del cerebro están sobreactivadas, lo que sugiere una predisposición genética a la ansiedad que podría ser heredada. Utilizando técnicas avanzadas de resonancia magnética, se identificó una excesiva actividad en el mesencéfalo, responsable del movimiento y el dolor; el sistema límbico, encargado de las emociones; y la corteza prefrontal, implicada en la toma de decisiones, todas vinculadas a la ansiedad.

Es posible que desde siempre hayas tenido una habilidad especial para captar detalles sutiles que la mayoría no percibe, que te sientas particularmente afectado por cambios menores en tu entorno y poseas una capacidad innata para entender profundamente a las personas a tu alrededor. Esta sensibilidad excepcional hacia lo que sucede en tu entorno y dentro de ti mismo podría hacerte más propenso a experimentar emociones de manera intensa y a encontrar una profundidad y riqueza en experiencias que otros podrían considerar ordinarias o incluso abrumadoras. Esta característica te dota de una percepción única del mundo, aunque también te hace más vulnerable a sentirte saturado por estímulos intensos o situaciones emocionalmente complejas.

Recientemente han aparecido conceptos como el de PAS. Esta etiqueta, que cobró vida en 1996 gracias a la psicóloga Elaine Aron, ha tomado vuelo de forma notable en las últimas décadas. Detrás de su atracción mediática, la alta sensibilidad nos presenta un mosaico de intensas luces y profundas sombras. Imagínate que, según Aron, un 20 por ciento de la población mundial comparte este rasgo. La alta sensibilidad, lejos de ser un trastorno, para esta autora es un patrón de personalidad intrínseco, constante a través del tiempo y consistente en distintos contextos.

Diríamos que son personas que tienen una gran capacidad para quizá captar diferentes grados de información, igual que las hay que tienen un oído que les permite explorar una serie de frecuencias, pues hay otras, sobre todo, las más jóvenes que son capaces de ahondar en frecuencias que son mucho más agudas que los que ya peinamos canas (bueno, yo no peino mucho). Y eso parece ser que se manifiesta probablemente en una alta predisposición a las sensaciones somáticas. Digamos que el cuerpo es muy hablador en este caso.

Las personas con alta sensibilidad procesan la información de manera profunda, reflexionan intensamente sobre sus experiencias y entornos. Su aguda emocionalidad les permite una gran empatía, pero también las hace más susceptibles al estrés emocional. Son muy conscientes de los pequeños cambios y detalles en su entorno, lo que puede ser una fuente de placer o sobreestimulación. Además, tienen una fuerte reactividad ante los estímulos externos, responden con fuerza tanto a estímulos positivos como negativos, lo que puede llevar a una rápida sobrecarga sensorial. Aunque no podemos olvidar que estos rasgos pueden prestarse al «efecto Forer», que defiende que, si haces una descripción lo suficientemente vaga e imprecisa, las personas pueden identificarse con ello porque tendemos a querer clasificarnos y categorizarnos para reducir la incertidumbre.

El test de evaluación de la doctora Aron hace aguas por los cuatro costados y no muestra una consistencia especialmente sólida. Sin embargo, es cierto que hay conceptos mucho más probados y fiables que nos indican que hay personas que tienen una mayor sensibilidad que otras.

De todos los test de personalidad contrastados y validados, el modelo de «los cinco grandes» (*Big Five*) es el que se lleva la palma. Según este modelo, los seres humanos somos todos un poco carne con patatas, a veces un poco más carne, a veces un poco más patatas. El modelo de los cinco grandes de la personalidad incluye cinco dimensiones clave: apertura a la experiencia, responsabilidad, extraversión, amabilidad y neuroticismo. Cada una de estas dimensiones influye de manera distinta en la predisposición a experimentar ansiedad. La **apertura a la experiencia** está asociada con la creatividad y la curiosidad, lo que puede reducir la ansiedad en situaciones nuevas, pero también puede llevar a una mayor rumiación sobre múltiples intereses. La **responsabilidad**, caracterizada por la organización y el perfeccionismo, puede aumentar la ansiedad debido a la presión de cumplir altos estándares, aunque también proporciona herramientas para manejar el estrés. La **extraversión**, con su énfasis en la sociabilidad y la búsqueda de estimulación, tiende a disminuir la ansiedad al fomentar el apoyo social y experiencias positivas.

El **neuroticismo**, por otro lado, es el predictor más fuerte de la ansiedad. Las personas con alto neuroticismo son más propensas a experimentar emociones negativas, como la preocupación excesiva y la rumiación, lo que incrementa su vulnerabilidad a los trastornos de ansiedad. La **amabilidad**, que implica empatía y cooperación, puede generar ansiedad por la preocupación constante por los demás y el deseo de evitar conflictos, aunque también puede ofrecer una red de apoyo social que mitigue estos efectos.

Este concepto de la alta sensibilidad no ha descubierto nada nuevo, y quizá su valor principal consiste en que hace hincapié en el hecho de que podemos poseer estructuras previas que nos hacen más propensos a la ansiedad. Las PAS tienden a tener altos niveles de neuroticismo, lo que implica una mayor propensión a la ansiedad, preocupación y rumiación debido a su intensa reactividad emocional. Además, presentan una alta apertura a la experiencia, son creativas, curiosas y muy conscientes de los detalles y matices del entorno, y disfrutan especialmente de las artes y la naturaleza.

Asimismo, las PAS suelen mostrar una elevada amabilidad, esto es, reflejan su profunda empatía y compasión hacia los demás, lo que las hace cooperativas y atentas a las necesidades de quienes las rodean. Aunque la responsabilidad puede variar, muchas PAS son meticulosas y conscientes de sus deberes, debido a su deseo de evitar causar daño o incomodidad. En cuanto a la extraversión, las PAS pueden ser tanto introvertidas como extrovertidas, aunque generalmente necesitan tiempo a solas para recargar energías después de la interacción social para evitar la sobreestimulación. Esta integración de la alta sensibilidad en el *Big Five* nos ayuda a comprender mejor las experiencias y necesidades de las PAS, lo que facilita poner en práctica intervenciones terapéuticas que sean más efectivas y personalizadas.

Por otro lado, son numerosos los estudios que nos indican que existen mayores índices de ansiedad en personas que poseen una interocepción y nociocepción más finas, o una propiocepción más desajustada. Interocepción es la capacidad de sentir y percibir el estado interno de nuestro cuerpo, como sentir hambre, sed o la necesidad de respirar más profundamente cuando estamos cansados. Nocicepción es la capacidad de detectar estímulos dolorosos, como apreciar el dolor de una quemadura al tocar una superficie caliente o el dolor de un corte en la piel. Propiocepción es la capacidad de percibir la posición y el movimiento de nuestro cuerpo, como saber la posición de nuestros brazos y piernas sin necesidad de mirarlos, o mantener el equilibrio con los ojos cerrados.

Un estudio reciente investiga cómo la interocepción varía entre diferentes órganos, específicamente el corazón y el sistema respiratorio. La precisión interoceptiva (la capacidad de detectar señales internas) y la conciencia metacognitiva (la capacidad de evaluar correctamente esta precisión) difieren entre estos sistemas. Sus hallazgos muestran que, mientras que la precisión interoceptiva entre los ejes cardiaco y respiratorio no está correlacionada, la conciencia metacognitiva sí muestra una relación positiva entre ambos sistemas. Es decir, si poseemos una sabiduría corporal adecuada, vamos a ser capaces de reaccionar más eficazmente a las dificultades y tenderemos a asustarnos mucho menos y a generar menos ansiedad.

El estudio también explora la relación entre la interocepción y la ansiedad. Ha descubierto que aquellas personas más desconectadas, o que tienen una percepción más distorsionada de su conciencia respiratoria, poseen niveles más elevados de ansiedad. En cambio, una buena conciencia metacognitiva de la interocepción cardiaca, es decir, aquellas personas que entienden mejor los mensajes del miocardio y son capaces de interpretar correctamente ciertos movimientos, como algunas extrasístoles o taquicardias, tendrán niveles más reducidos de ansiedad. Esto sugiere que la capacidad de evaluar correctamente la percepción de las señales internas del corazón puede actuar como un factor protector contra la ansiedad, mientras que la ineficacia en la percepción de las señales respiratorias puede incrementar la vulnerabilidad a los síntomas ansiosos.

La mayoría de las personas que veo en consulta son, en el fondo, altamente resolutivas. Pueden hacerse cargo de tareas difíciles y suelen tener respuestas más eficaces a la media. Sin embargo, es como si, cuando ya no fuesen necesarias esas habilidades, esas mismas capacidades se volviesen contra sí mismos. Es como tener una realidad demasiado amplificada o detallada. Son guerreros en tiempos de paz...

Entonces tenemos que ser conscientes del hecho de que no hay en esencia nada roto, sino que uno debe aprender a manejar su máquina atendiendo a sus características.

El secuestro de la amígdala

«¡Mi reino por una almendra!», nos podría decir Ricardo III, el malvado personaje de Shakespeare. Y sí, sobre esta almendra se han vertido toneladas de tinta, y no precisamente a su favor. Las amígdalas no tienen que ver con esas glándulas que te tienen que extirpar cuando estás enfermo de la garganta, sino que se trata de estructuras situadas en el corazón de tu cerebro. Se encuentra en una parte conocida como el lóbulo temporal. Si divides el cerebro en cuatro secciones principales, la amígdala se encuentra en la sección situada más cerca de tus oídos.

Para ser justos la amígdala no es el centro donde se produce tu miedo o tu ira, sino que más bien es un amplificador que activa ese paquete de reacciones que produce tu ansiedad. Gracias a esta podemos procesar nuestras emociones de una manera adaptativa, y esto nos ayuda a adaptarnos al medio ambiente que nos rodea.

En las personas que padecen ansiedad generalizada, se ha observado que la amígdala puede tener una actividad aumentada. Esto significa que, frente a estímulos que pueden no ser inherentemente amenazantes, la amígdala puede interpretarlos como tales, desencadenando respuestas de ansiedad. Este mecanismo puede ayudar a explicar por qué las personas con ansiedad generalizada a menudo experimentan una sensación persistente de preocupación o miedo, incluso en situaciones que otros podrían percibir como seguras o neutras. Se sabe que no solamente reaccionamos más intensamente a determinados estímulos, sino que esa intensidad se produce ante un número mayor de estímulos.

Si algo caracteriza a esta estructura, es su facilidad para condicionarse por experiencias pasadas debido a sus conexiones con el hipocampo, que es el área de la memoria capaz de guardar los recuerdos amenazantes. La amígdala y el hipocampo son especialmente plásticos, lo que significa que pueden reorganizarse y modificar su funcionamiento en respuesta a experiencias emocionales intensas o traumáticas. Esta capacidad les permite aprender de las experiencias pasadas y alterar las respuestas futuras en función de esos aprendizajes.

Por otro lado, tenemos una relación curiosa. El neocórtex, es decir, tu parte más racional, puede reducir la actividad de esa alarma. Es decir, la capacidad de poner las cosas en perspectiva es lo que te ayuda precisamente a calmarte, a contrarrestar el efecto de esa alarma en tu organismo.

Daniel Goleman empleó la expresión «el secuestro de la amígdala» para describir cuando esta reacciona excesivamente, incluso en situaciones que no son en realidad amenazantes. La ansiedad generalizada podría considerarse un estado en el que el *secuestro* se vuelve un evento recurrente, donde la amígdala no deja de activar alarmas sin que haya un peligro real que las justifique. Este estado de alerta constante no solo desgasta emocional y físicamente, sino que también puede dificultar nuestra capacidad para responder de manera adaptativa a los desafíos reales del entorno.

Así, el desafío reside en *negociar* con nuestra amígdala, aprender a calmarla y a poner en perspectiva las señales que interpreta como amenazas. Este proceso implica un entrenamiento del cerebro para que el neocórtex, con su capacidad de análisis y racionalización, pueda mitigar las respuestas automáticas de la amígdala, lo que nos ayuda a mantener un estado de calma y a procesar nuestras emociones de manera más adaptativa. Sé que es una tarea desafiante, pero todos estos descubrimientos nos están haciendo ver que es posible comunicarnos con nuestra amígdala y modular su respuesta.

Litros de cortisol corren por mis venas

Si alguna vez, para bajar una inflamación, has tenido que hacer uso de corticoides como la prednisona, quizá hayas notado algunos efectos secundarios adversos, y entre ellos, un incremento de la ansiedad (hasta un 73 por ciento de personas refieren miedo o ansiedad ante su prescripción). Además de los problemas de cambios en el estado de ánimo, se han encontrado efectos en la memoria, hinchazón abdominal, hipertensión, problemas digestivos e inflamación, entre otros.

Estos medicamentos en realidad están sustituyendo la acción del cortisol, una hormona que se secreta como consecuencia de la respuesta de la ansiedad sostenida en el tiempo. Se produce así un círculo vicioso, como pasaba con el condicionamiento de la amígdala. Se genera una mayor activación que a su vez da lugar a una mayor cantidad de pensamientos intrusivos, con lo que se experimenta un mayor número de sesgos catastrofistas y alarmistas. Esto, a su vez, implica un incremento de los niveles de cortisol.

Como observaremos más adelante, se suceden ciclos de pensamientos rumiantes, pero también existe una dimensión física en la que el cuerpo rumia. Por este motivo, resulta especialmente importante entender que el trabajo con el cuerpo es esencial.

El enfoque prevalente en la comunicación sobre el estrés y la ansiedad a menudo no proporciona soluciones prácticas, lo que deja a las personas en un estado de preocupación constante. Los medios de comunicación destacan los efectos negativos del estrés, creando un ciclo donde el temor a estar estresado intensifica la ansiedad. Este enfoque puede hacer que las personas se sientan culpables por su situación y sugerir erróneamente que su angustia es el resultado de una falla personal.

A pesar de estos mensajes negativos, hay que recordar que nuestro cerebro tiene una gran capacidad para adaptarse y cambiar. Los efectos del estrés pueden ser reversibles gracias a la plasticidad cerebral. Sin embargo, decirle a alguien en medio de una crisis de pánico que simplemente se calme omite el hecho de que, aunque la persona desee tranquilizarse, puede que no sepa cómo hacerlo o no tenga las herramientas necesarias en ese momento.

En lugar de centrarnos en lo que no se puede hacer, es más

útil explorar acciones concretas que se pueden tomar para gestionar el estrés y la ansiedad. Cambiar el enfoque hacia soluciones prácticas y accesibles ayuda a las personas a encontrar maneras efectivas de lidiar con su situación, en lugar de sentirse abrumadas por la falta de opciones. Este enfoque sobrio y directo al problema del estrés enfatiza la importancia de proporcionar apoyo y herramientas reales en lugar de amplificar el problema.

Aquí van algunos hechos probados y replicados por la ciencia que pueden ayudarnos a, precisamente, reducir esa rumiación corporal:

- **Entiende el ciclo de cortisol.** La producción de esta hormona sigue un ritmo circadiano, con un pico natural en las primeras horas de la mañana, lo que nos ayuda a despertar y a estar alerta. A lo largo del día, los niveles de cortisol disminuyen para preparar el cuerpo para el descanso nocturno. Sin embargo, el estrés crónico puede alterar este ritmo natural y elevar los niveles de cortisol en momentos inadecuados, lo que afecta negativamente la calidad del sueño y puede contribuir a problemas de salud a largo plazo. Para adaptar nuestras rutinas a los picos de cortisol y mejorar el manejo del estrés y la calidad del sueño, es esencial respetar los ritmos circadianos manteniendo horarios regulares de sueño, buscar la exposición a la luz natural por la mañana, limitar el consumo de estimulantes en la tarde, ejercitarse preferentemente en las primeras horas del día y seguir una dieta equilibrada.
- **Ejercita tu cuerpo.** El ejercicio físico regular juega un papel crucial en la regulación de los niveles de cortisol, la hormona del estrés. Al practicar actividad física, el cuerpo experimenta inicialmente un aumento temporal

en la producción de cortisol, lo cual es una respuesta natural al estrés físico. Sin embargo, a largo plazo, el ejercicio contribuye a disminuir los niveles basales de cortisol, con lo que se mejora la resistencia al estrés y se promueve una sensación general de bienestar. Este efecto se atribuye a la capacidad del ejercicio para mejorar la calidad del sueño, incrementar la producción de endorfinas y fortalecer la resiliencia física y mental, facilitando así una mejor gestión del estrés y un equilibrio hormonal saludable.

· **Hidrátate.** La hidratación adecuada es fundamental para regular los niveles de cortisol en el organismo. Un estado de deshidratación puede señalar al cuerpo una situación de estrés, lo que lleva a un incremento en la producción de cortisol. Mantener el cuerpo bien hidratado ayuda a asegurar el correcto funcionamiento de todos los sistemas, incluido el equilibrio hormonal y el metabolismo, lo que favorece una respuesta más equilibrada al estrés. La hidratación contribuye también a mejorar la concentración y el rendimiento físico, lo que reduce la percepción del estrés y ayuda a mantener controlados los niveles de cortisol.

· **Aliméntate bien.** Una dieta equilibrada y rica en nutrientes puede influir significativamente en los niveles de cortisol. Se ha demostrado que los alimentos ricos en vitamina C,[4] magnesio y omega-3, por ejemplo, ayudan a reducir el cortisol gracias a sus propiedades antiinflamatorias y antioxidantes. Evitar el consumo excesivo de azúcares y cafeína también es crucial, ya que pueden provocar picos en los niveles de cortisol que contribuyen al ciclo de estrés. Integrar en la dieta frutas, verduras, proteínas magras y grasas saludables no solo apoya la gestión del estrés, sino que también promueve un estado general de salud y bienestar.

Microbiota

Dicen que ya es demasiado tarde para preguntar qué es la quinoa, y me temo que también lo es para descubrir este concepto de la microbiota.

La microbiota está compuesta principalmente de bacterias, pero también incluye virus, hongos y otros microorganismos. Viven principalmente en el intestino, aunque también se encuentran en otras partes del cuerpo, como la piel y la boca. Estos pequeños habitantes no son solo pasajeros inofensivos; al contrario, son colaboradores activos en nuestra salud. Ayudan a digerir los alimentos, producen vitaminas esenciales y fortalecen nuestro sistema inmunológico.

Pero su papel va más allá de la simple digestión. La microbiota también está íntimamente conectada con nuestro cerebro, una relación que los científicos llaman el eje intestino-cerebro. Imagina este eje como una red de caminos y puentes que permiten una comunicación constante entre tu intestino y tu cerebro. A través de estas vías, la microbiota puede influir en tus emociones y comportamientos.

Por ejemplo, cuando estás ansioso, tu cerebro envía señales a tu intestino, lo que puede afectar la composición y el comportamiento de tu microbiota. A su vez, una microbiota desequilibrada puede enviar señales al cerebro que influyen en tu estado de ánimo y niveles de estrés, con lo que se crea un círculo vicioso de ansiedad y malestar digestivo. ¿De qué manera puede influir la microbiota en nuestro estado de ánimo?

1. Producción de neurotransmisores:

La microbiota intestinal, compuesta por billones de microorganismos que habitan en nuestro tracto digestivo, desempeña un papel crucial en la producción y estimulación de neurotransmisores y compuestos neuroactivos. Entre estos se encuentran la serotonina, el ácido gamma-aminobutírico (GABA) y la dopamina. Estos neurotransmisores, producidos en gran parte por el sistema nervioso, no solo regulan funciones cerebrales esenciales, sino que también pueden influir en el crecimiento y composición de las bacterias intestinales.

La serotonina, conocida popularmente como la «hormona de la felicidad», es fundamental para el estado de ánimo y el bienestar. Sorprendentemente, alrededor del 90 por ciento de la serotonina del cuerpo se produce en el intestino. De manera similar, el GABA, un neurotransmisor inhibidor que calma la actividad neuronal, y la dopamina, asociada con el placer y la recompensa, también tienen vínculos directos con la actividad microbiana en el intestino.

Las alteraciones en la composición de la microbiota intestinal pueden contribuir significativamente a la aparición y al agravamiento de trastornos depresivos. Por ejemplo, una disminución en la diversidad de la microbiota o un desequilibrio en las especies bacterianas puede llevar a una menor producción de serotonina y afectar negativamente el estado de ánimo y aumentar el riesgo de depresión.[5]

Por otro lado, los estados depresivos también pueden inducir cambios en la microbiota intestinal. El estrés y la depresión pueden alterar las condiciones del intestino, lo que promueve el crecimiento de bacterias patógenas o reduce las bacterias beneficiosas. Esta interacción bidireccional crea un ciclo vicioso donde la depresión afecta la microbiota y, a su vez, los cambios en la microbiota exacerban los síntomas depresivos.

2. Inflamación:

Sin la respuesta inflamatoria, el sistema inmunológico no recibiría la señal rápida y clara de que algo anda mal, lo que podría dar a los patógenos un tiempo valioso para establecerse y proliferar. En esencia, la respuesta inflamatoria es una colaboración coordinada que permite al sistema inmunológico actuar de manera efectiva y eficiente. Sin embargo, como cualquier proceso, si no se regula adecuadamente, puede causar problemas, como inflamación crónica o autoinmunidad. Por eso es vital un equilibrio adecuado.

Recientemente se ha empezado a hablar sobre un tipo de inflamación llamada «inflamación de bajo grado». La inflamación es la manera en que nuestro cuerpo lucha contra cosas malas como infecciones, pero, si dura mucho tiempo, puede ser dañina.

Esta inflamación de bajo grado no es igual que otras inflamaciones que tenemos cuando, por ejemplo, nos lastimamos. Está relacionada con enfermedades comunes y puede afectar cómo nos sentimos o cómo pensamos. Algunas cosas que aumentan esta inflamación son, entre otras, no hacer ejercicio, comer mal y tener mucho estrés.

La inflamación también puede estar relacionada con problemas de salud mental. Algunos estudios muestran que personas con depresión tienen más signos de inflamación. Sin embargo, todavía no estamos seguros de si la inflamación causa la depresión o viceversa.

La inflamación puede influir en la disminución de la serotonina, un factor clave en la depresión. Aunque los antidepresivos buscan aumentar la serotonina, la mente es intrincada y no podemos reducir los trastornos mentales a una sola causa.

A pesar de las conexiones entre inflamación y salud mental, todavía hay muchos interrogantes en este campo. No obstante, la teoría inflamatoria nos da una nueva perspectiva para entender trastornos neuropsiquiátricos, aunque aún queda mucho por investigar.

3. Comunicación vía nervio vago:

El nervio vago, el nervio más largo del cuerpo, juega un papel crucial en controlar la digestión, el ritmo cardiaco y la respuesta inmune. Actúa como una autopista de información que lleva mensajes desde el intestino al cerebro y viceversa que afectan nuestro estado de ánimo, nuestro comportamiento y nuestra salud general.

La microbiota intestinal produce sustancias químicas y neurotransmisores que pueden influir en el nervio vago. Por ejemplo, algunas bacterias intestinales generan ácidos grasos de cadena corta que activan receptores en el intestino que envían señales a través del nervio vago al cerebro. Esto puede ayudar a regular la inflamación, el estrés y la ansiedad, y también puede afectar cómo sentimos el dolor y controlamos el apetito.

Además, tener una microbiota intestinal equilibrada y diversa es importante para mantener una buena comunicación con el nervio vago. Un microbioma saludable puede promover una respuesta adecuada del nervio vago, mientras que un desequilibrio, que se conoce como disbiosis, puede alterar esta señalización y contribuir a problemas de salud como trastornos digestivos, depresión y enfermedades metabólicas.

4. Eje HPA (hipotálamo-pituitaria-adrenal):

El eje HPA es una parte clave del sistema de respuesta al estrés del cuerpo, puesto que regula la liberación de hormonas como el cortisol. Cuando nos enfrentamos al estrés, el hipotálamo envía señales a la pituitaria, que a su vez estimula las glándulas adrenales para liberar cortisol, lo que ayuda al cuerpo a manejar la situación.

La microbiota intestinal, puede influir en el funcionamiento del eje HPA. Las bacterias intestinales producen una variedad de sustancias químicas que pueden afectar la comunicación entre el intestino y el cerebro. Por ejemplo, ciertas bacterias son capaces de producir ácidos grasos de cadena corta y neurotransmisores que influyen en el hipotálamo y modifican la respuesta al estrés. Además, la microbiota saludable ayuda a regular la inflamación, que a su vez afecta el funcionamiento del eje HPA y la producción de cortisol.

Cuando se produce disbiosis, esta conexión puede verse afectada y provocar una respuesta exagerada al estrés y alterar la producción de cortisol. Esto puede llevar a una serie de problemas de salud, como trastornos de ansiedad, depresión y enfermedades inflamatorias. En resumen, la microbiota intestinal y el eje HPA están interconectados de manera compleja, y mantener una microbiota saludable es crucial para una respuesta equilibrada al estrés y una salud mental y física óptima.

3

El secreto del mono

En un claro del bosque, donde los rayos del sol jugueteaban entre las hojas, Nayan y Bodhi avanzaban con determinación. De pronto, desde la densidad del follaje, surgió una figura traviesa, un mono de ojos vivaces y pelaje desordenado que Nayan decidió llamar Kapi.

Kapi, con su agilidad innata, comenzó a saltar alrededor de Bodhi, desviando su atención con una mezcla de juegos y travesuras. Un momento hacía muecas que provocaban la risa del elefante; al siguiente, lanzaba frutas desde una rama, causando confusión. El juego a veces se convertía en una provocación y hacía estallar la ira del pobre Bodhi, y en otras ocasiones le resultaba muy divertido asustar a esa mole de color marfil. Parecía un titiritero que atraía al paquidermo de un rincón a otro del bosque.

Al principio, Nayan intentó intervenir: trató de guiar a Bodhi con su voz y su presencia tranquilizadoras. Sin embargo, se encontró luchando contra la influencia caprichosa de Kapi, cuyas acciones eran tan impredecibles. Pronto estaba dando vueltas en círculo, con grandes dificultades para manejar al imponente elefante blanco. Al final, frustrado al observar que todos sus esfuerzos para dirigir al animal no daban su fruto, decidió desmontar y acampar, atando al elefante a un árbol robusto. Estaba claro que salir de ese bosque no iba a resultar nada fácil.

La frustración llevó a nuestro mahout al enfado y se dedicó a perseguir al mono para atraparlo, pero no tardó en darse cuenta de que tenía poco que hacer ante su agilidad. Intentó atraerlo hacia trampas que le llevaba mucho tiempo construir, pero Kapi era astuto y no había manera de engañarlo. El mono era capaz de esquivar todas las trampas.

Al no funcionar esta técnica, intentó negociar con el inquisitivo saltarín. Le ofreció reliquias y objetos brillantes con el fin de que les dejase en paz. Depositaba ante él objetos que, pensaba, le podían agradar, pero el mono los cogía y siempre parecía pedirle más. Definitivamente, estaba tratando con un embaucador peludo de la peor calaña.

¿Puedes elegir el contenido de tus pensamientos?

Vamos a centrarnos por un momento en tu respiración. Obsérvala. ¿Respirar es un acto voluntario o involuntario? Puedes alterarla o pararla a voluntad, puedes aumentar su ritmo, o por el contrario tratar de enlentecerlo, como cuando estamos haciendo un ejercicio de respiración diafragmática. Por otro lado, no puedes parar su flujo, incluso cuando estás distraído o durmiendo. Este delicado equilibrio entre lo volitivo y lo involuntario se asemeja a nuestra producción mental.

A estas alturas ya te habrás dado cuenta de una cosa: muchas veces, la mente se parece más a una pantalla de proyección que a una cámara. No enfocas siempre donde quieres y no eliges tus pensamientos siempre que te apetece. A menudo, tienes intrusos que no has elegido, pensamientos que se manifiestan sin invitación, como si se tratara de una carta de platos en un restaurante. No puedes evitar que ciertos pensamientos aparezcan en el menú de tu mente, pero sí puedes decidir cuáles elegir y en cuáles concentrarte.

Muchos de esos pensamientos que emergen tienen un carácter neutro, es decir, aparecen, se muestran en la pantalla y se disuelven en la conciencia. Sin embargo, hay algunos, especialmente molestos, que denominamos pensamientos intrusivos. ¿Cómo definiríamos un pensamiento intrusivo entonces?

Los pensamientos intrusivos son ideas, imágenes o impulsos no deseados que surgen de manera espontánea en nuestra mente. Pueden ser perturbadores y suelen surgir de manera repetitiva, lo que genera malestar emocional. A pesar de que todos experimentamos pensamientos intrusivos en algún momento, son especialmente comunes en personas que padecen un trastorno de ansiedad, un trastorno obsesivo-compulsivo (TOC) y un trastorno depresivo. ¿Qué características tienen estos pensamientos?

1. Son involuntarios: surgen sin que la persona los desee o los busque. No se pueden controlar ni prever.

2. Son repetitivos: tienen una tendencia a aparecer una y otra vez, a menudo sin motivo aparente.

3. Son angustiantes: generan ansiedad, miedo, culpa o disgusto, dependiendo del contenido del pensamiento.

4. Pueden ser contrarios a los valores: con frecuencia, son contrarios a los valores y las creencias de la persona, lo que aumenta la angustia y el malestar.

La represión, el tratar de no tener estos pensamientos, puede dar los mismos resultados que lo que se conoce popularmente como el efecto Streisand.

El término «efecto Streisand» proviene de un incidente en 2003 que involucró a la cantante y actriz Barbra Streisand. Un fotógrafo llamado Kenneth Adelman estaba documentando la erosión en la costa californiana y publicó una serie de fotografías aéreas en su sitio web, incluida una foto de la mansión de la artista en Malibú. Streisand demandó a Adelman por cincuenta millones de dólares, además de exigir la eliminación de la foto, alegando que violaba su privacidad.

Antes de la demanda, la foto solo se había descargado seis veces, dos de las cuales lo habían hecho sus abogados. Sin embargo, el intento de Streisand de suprimir la imagen atrajo una enorme atención mediática, lo que resultó en que fuera vista por cientos de miles de personas en internet. En lugar de ocultarla, la demanda hizo que la imagen se difundiera aún más ampliamente. Esto dio lugar al término «efecto Streisand» para describir esta paradoja.

El efecto Streisand puede tener un resultado parecido a cuando aplicamos una estrategia de supresión de los pensamientos, y puede llevar a una mayor prominencia y frecuencia de esos mismos pensamientos.

1. Intento de supresión de pensamientos: las personas con TAG, como sabemos, a menudo intentan suprimir pensamientos ansiosos porque creen que así podrán controlar su ansiedad. Sin embargo, la supresión activa de estos pensamientos puede hacer que se vuelvan más persistentes y difíciles de ignorar, similar a como la atención a la foto de Streisand se incrementó tras sus intentos de ocultarla.

2. Aumento de la ansiedad: al igual que la atención mediática que creció con la demanda de Streisand, intentar controlar o evitar pensamientos ansiosos puede acrecentar la ansiedad. Cuanto más intentamos no pensar en algo, más probable es que ese pensamiento resurja.

3. Ciclo de preocupación: este proceso de supresión puede crear un ciclo de preocupación, donde el esfuerzo por evitar la ansiedad la intensifica, perpetuando así el problema. Es similar a cómo el intento de Streisand de eliminar la foto solo resultó en una mayor difusión y atención.

Es en esta capacidad de elección donde radica nuestro poder. Al igual que en un restaurante no podemos controlar todos los ingredientes disponibles, pero sí seleccionar aquellos que nos nutren y nos satisfacen. La clave está en aprender a distinguir entre los pensamientos útiles y los perjudiciales, y en desarrollar la habilidad de redirigir nuestra atención hacia aquellos que nos benefician.

Anthony de Mello nos refleja esta forma de entender esta mecánica en una hermosa historia:

Había una vez un hombre que cuidaba con esmero su hermoso jardín. Este jardín era su orgullo y alegría, lleno de flores coloridas y plantas bien cuidadas. Pasaba horas cada día regando, podando y asegurándose de que cada planta tuviera lo que necesitaba para prosperar.

Un día, mientras caminaba por su jardín, el hombre notó algo que no había visto antes: entre sus flores crecían dientes de león. Al principio, intentó ignorarlos, pensando que eran solo unas pocas malas hierbas que podría arrancar fácilmente. Sin embargo, al día siguiente, notó más dientes de león. Parecía que, cada vez que arrancaba uno, aparecían dos más en su lugar.

Los dientes de león comenzaron a invadir su jardín, lo que afectó no solo la apariencia del lugar, sino también la paz mental del hombre. Se sentía frustrado y preocupado. ¿Cómo habían llegado allí? ¿Por qué no podía deshacerse de ellos?

Finalmente, decidió buscar consejo. Habló con un jardinero sabio que le dijo: «Los dientes de león son como los pensamientos intrusivos. No puedes evitar que las semillas lleguen a tu jardín, pero puedes decidir cómo reaccionar ante ellos». El hombre, confundido, preguntó: «¿Cómo puedo aprender a vivir con estos dientes de león?». El jardinero respondió: «Primero, acepta que los dientes de león están ahí. No te castigues por su presencia. Segundo, enfócate en cuidar el resto de tu jardín. Las flores y plantas que amas todavía están ahí y esperan tu atención». El hombre comenzó a practicar lo que le había dicho el jardinero. En lugar de obsesionarse con los dientes de león, aceptó su presencia y se concentró en las plantas que realmente quería ver florecer. Con el tiempo, notó que, aunque los dientes de león aún aparecían, ya no le molestaban tanto. Aprendió a convivir con ellos y a no permitir que dominaran su mente y su jardín.

Así, el hombre entendió que no siempre podía controlar qué pensamientos (o malas hierbas) aparecían en su vida, pero sí podía elegir a qué dedicar su atención y energía. Con paciencia y práctica, su jardín volvió a ser un lugar de paz y belleza, a pesar de la presencia ocasional de los dientes de león.

Una dieta mental

Procura reflexionar por un momento en el tipo de alimentos que nos resultan apetecibles cuando nos sentimos ansiosos. (Y no, el brócoli usualmente no figura en esa lista). Nuestra preferencia se inclina hacia comestibles ricos en grasas y azúcares. Si esto te sucede, es probable que estés experimentando un aumento en los niveles de cortisol. Uno de los efectos de esta hormona es provocar la liberación de azúcar en nuestro torrente sanguíneo, especialmente útil si nos enfrentamos a una situación de amenaza y necesitamos toda la energía disponible. En este capítulo, exploraremos cómo, de la misma manera que ciertos alimentos nos resultan irresistibles en estados de ansiedad, también hay pensamientos que capturan nuestra atención y que no solo no nos nutren, sino que nos perjudican. Estos no nos ofrecen energía, pero sí información que consideramos crucial. Podemos trazar una analogía aquí: las calorías de los alimentos se asemejan al nivel de información vital que creemos obtener de ellos.

Por esta razón, resulta difícil resistirse a ciertos artículos y titulares que prometen soluciones milagrosas a problemas complejos, como la cura definitiva para alguna enfermedad o el secreto para adquirir una habilidad particular. Nuestro cerebro se siente atraído por ellos. Frases como «5 soluciones definitivas para...» o «Beber agua así es peligroso» captan nuestra atención. Otros nos invitan a espiar por una mirilla y prometen revelaciones sorprendentes sobre lo que un personaje famoso ha hecho esta vez, o que alguien ha tocado fondo. Nos seducen con la promesa de ganar miles de euros sin salir de casa o nos alertan sobre catástrofes, la muerte prematura de un deportista o la caída en desgracia de alguien que era rico.

Los anaqueles de los supermercados rebosan productos y elegir entre tanta variedad es todo un desafío para nuestra materia gris. El problema no se encuentra hoy en día en el hecho de que, efectivamente, podamos proveernos de tal o cual alimento. Las sociedades modernas afrontan un problema muy diferente a otras épocas históricas y, así, lo complicado no es conseguir alimentos, sino elegir bien.

Para nuestros antepasados el acceso a alimentos ricos en glucosa como un panal de miel o la caña de azúcar era excepcionalmente raro. Un alimento de este tipo era un auténtico premio porque nos proporcionaba una reserva energética que otros alimentos no podían aportar. Así nace el concepto de los superestímulos, un concepto que nos habla del hecho de que nacemos con una serie de tendencias e instintos programados con el fin de favorecer nuestra supervivencia.

¿A que no puedes comer solo una?, rezaba un antiguo anuncio de patatas fritas. Una vez que has empezado, lo difícil es parar, porque los mecanismos de saciación que nos indican que ya no debemos seguir ingiriendo ese alimento desaparecen. Nuestro impulso es atiborrarnos de ese tipo de alimentos, así reventemos. Lo importante es acumular porque no sabemos cuándo vamos a volver a estar cerca de esa fuente. La industria alimentaria moderna lucha para intentar retrasar precisamente esa sensación de estar llenos, y muchos de los productos que terminan causándonos problemas han sido diseñados para engañar a nuestro cuerpo y que este no sienta que ya está bien.

El origen de la palabra «dieta» se remonta al griego antiguo, δίαιτα (díaita), que significa «modo de vida» o «régimen de vida». Inicialmente, este término abarcaba mucho más que la alimentación; se refería a un conjunto de hábitos cotidianos y prácticas que conformaban la manera en que una persona vivía, incluyendo su alimentación, ejercicio y otras rutinas de salud. La concepción antigua de la dieta estaba intrínsecamente ligada a la búsqueda del equilibrio y el bienestar general, no solo a través de lo que se comía, sino también mediante la gestión de un estilo de vida saludable.

Determinados tipos de pensamiento son tan atractivos para nuestra mente como los azúcares y alimentos ricos en grasa lo pueden ser para nuestro paladar. Entramos de esta manera en el reino de los pensamientos *fast food*.

Pensamientos fast food

Comparar los pensamientos con los alimentos puede parecer un concepto inusual, pero, al examinarlos detenidamente, encontramos numerosas similitudes. En cierto modo, somos el reflejo tanto de lo que comemos como de lo que pensamos. Seleccionar nuestra dieta es una decisión consciente que tomamos por nuestra salud, y aunque no podamos elegir nuestros pensamientos de manera directa, sí tenemos la capacidad de decidir si nos nutrimos de ellos o no. Vamos a tratar de definir un poco mejor esta analogía:

· La comida rápida está diseñada para satisfacer de inmediato nuestros antojos de sabor, nos ofrece una solución rápida y conveniente a nuestra hambre. Sin embargo, tener el estómago lleno no garantiza que hayamos resuelto nuestras necesidades nutritivas. De manera similar, ciertos pensamientos, especialmente los que giran en torno a preocupaciones, rumiaciones o la búsqueda de gratificaciones instantáneas, pueden proveer una solución momentánea a nuestra necesidad de control o entendimiento. Podemos experimentar un alivio momentáneo porque creemos que estamos ocupándonos de algo importante, pero tampoco satisface nuestras necesidades emocionales.

· El consumo habitual de comida rápida tiene consecuencias bien documentadas para la salud física, incluyendo el riesgo de obesidad, enfermedades cardiovasculares y diabetes. Los pensamientos *fast food*, al ser consumidos regularmente, pueden deteriorar nuestra salud mental y llevar a ansiedad crónica, depresión y otros trastornos emocionales.

· La comida rápida está disponible en casi cada esquina,

se trata de una opción conveniente y sin esfuerzo para satisfacer el hambre al momento. Los pensamientos *fast food*, negativos o superficiales, son fácilmente accesibles, sobre todo cuando estamos bajo el estrés o la presión.

· El alto contenido de grasas, azúcares y sal puede crear una dependencia física hacia estos alimentos. La tendencia a preocuparse o rumiar, por otro lado, se convierte en un hábito difícil de romper que crea una dependencia psicológica.

Dependencia, disponibilidad... son consecuencias negativas para nuestra salud y satisfacción inmediatas... Un cóctel complejo pero irresistible.

Es razonable cuestionarse por qué las preocupaciones y rumiaciones nos resultan tan atractivas, incluso cuando claramente nos provocan malestar. Podemos entender por qué nos apetecen las hamburguesas, pero nos cuesta creer por qué nos atraen este tipo de pensamientos. El acto de preocuparse o rumiar puede desencadenar un ciclo de refuerzo negativo: cuanto más nos sumergimos en estos pensamientos, más convencidos estamos de su necesidad. Esto se parece a la forma en que el consumo de alimentos no saludables puede generar antojos más intensos y frecuentes, a pesar de sus evidentes efectos adversos en nuestra salud. El alivio temporal que ofrecen estos patrones de pensamiento funciona como la satisfacción inmediata que proporciona un dulce y esto nos induce a recurrir a ellos repetidamente. No nos atraen por placer, sino que se manifiestan como un comportamiento adictivo, siendo intentos vanos por mitigar la incertidumbre.

Quizá el secreto de por qué las sensaciones de preocupación y rumiación son tan atractivas es porque producen una cierta ilusión de control. La preocupación y la rumiación son similares a las supersticiones si reflexionamos un poco sobre ellas. Las supersticiones surgen cuando las personas buscan patrones y significados en eventos aleatorios, creen que ciertas acciones pueden influir en resultados futuros. De manera similar, preocuparse y rumiar constantemente da la sensación de que estamos tomando medidas para prevenir problemas, aunque en realidad solo aumentan nuestra ansiedad y los problemas reales no se resuelven.

Por ejemplo, alguien podría creer que llevar un amuleto de la suerte evitará que algo malo le ocurra, le proporciona una sensación de seguridad aunque no haya evidencia de que el amuleto tenga algún efecto. De la misma manera, una persona puede preocuparse excesivamente por cometer un error en el trabajo, lo que hace que revise sus tareas continuamente porque piensa que esta hipervigilancia evitará los fallos, aunque en realidad solo consigue que su estrés aumente. Estas creencias y comportamientos ofrecen consuelo y una falsa sensación de control, pero no abordan la raíz de los problemas ni proporcionan soluciones efectivas.

Distanciarse de estos pensamientos demanda esfuerzo y tiempo. La mente, habituada a estos patrones, puede resistirse al cambio hacia métodos más saludables de manejo del estrés y solución de problemas, de la misma manera que el paladar requiere tiempo para adaptarse y apreciar los sabores más sutiles de los alimentos nutritivos.

¿Cómo podemos distinguir un pensamiento o una preocupación normal de un pensamiento *fast food*?

Si te pregunto qué vas a comer mañana, no creo que el pensamiento en sí te cause una gran conmoción. Puedes contestar después de reflexionar un momento, y es muy probable que no tengas que volver a planteártelo hasta que te decidas a cocinar. Además, es posible que ese pensamiento te haya ayudado a planificar si hacer la compra o no con el objeto de contar con los ingredientes necesarios. En esta ocasión, tu viaje al futuro te ha ahorrado tiempo y te habrá hecho la vida un poco más fácil.

En cambio, con otros pensamientos te darás cuenta de que por mucho que pienses en ellos no te dan una solución; es más, cuanto más piensas en ellos, más angustia te generan. Te atrapan y te das cuenta de que son laberintos que tienen puertas por las que parece muy fácil entrar, pero resulta realmente complicado salir de ellos. Una solución exitosa es una resolución que lleva a la disminución de esa distancia del conflicto, sin embargo, la búsqueda obsesiva nos lleva a un aumento de ese conflicto.

Vamos a utilizar un sistema que te va a ayudar a este cometido. Lo he bautizado como «CLARO». Un pensamiento CLARO es un pensamiento que sabemos que ha pasado por una serie de filtros que nos aseguran una cierta idoneidad:

C - Contexto apropiado

La pregunta que deberíamos hacernos en este punto es: ¿Este pensamiento es un invitado lógico del momento o se ha colado sin invitación?

- **Pensamientos normales:** surgen en un contexto apropiado y se basan en información directa y tangible.
- **Pensamientos *fast food*:** a menudo carecen de un contexto apropiado y surgen de manera irracional o sin evidencia directa.
- «¿Y si la gente en la reunión de trabajo piensa que mi idea es estúpida, incluso antes de presentarla?». Este pensamiento no cumple con el criterio de contexto apropiado porque surge de la anticipación ansiosa sin una base real o evidencia de que la idea será mal recibida.

· «Me siento nervioso por el futuro, aun cuando todo en mi presente está bien».

L - Lógica y sentido común
¿Este pensamiento se construye sobre un puente de lógica o está suspendido en el aire?
- **Pensamientos normales:** se resuelven y se basan en el sentido común y la lógica.
- **Pensamientos *fast food*:** desafían la lógica y persisten a pesar del sentido común.
- Imagina que Javier recibe un e-mail de su jefe en el que le pide una reunión sin especificar el motivo. Inmediatamente asume que ha hecho algo mal y que podría despedirle, a pesar de su buen rendimiento y de no haber recibido críticas negativas recientemente.
- Javier se angustia por la posibilidad de que un pequeño error en un correo electrónico arruine su carrera profesional, ignora la lógica de que errores menores son comunes y raramente tienen grandes consecuencias.

A - Aumento de la duda
¿Este pensamiento alimenta una espiral descendente de dudas o puedo cortarlo con la espada de la certeza?
- **Pensamientos normales:** tienden a disiparse una vez que se obtiene la información necesaria o se realiza una acción determinada.
- **Pensamientos *fast food*:** aumentan cuanto más se piensa en ellos, con lo que se crea un ciclo de duda y ansiedad.
- Pedro repasa constantemente su conversación del día anterior con un amigo, se pregunta si dijo algo ofensivo. Cuanto más lo piensa, más convencido está de que come-

tió un error, aunque su amigo no mostró signos de molestia.

R - Resolución rápida

¿Es este un nudo que puedo desatar con una acción o información, o se vuelve más complicado cuanto más tiro del hilo?

- **Pensamientos normales:** se resuelven rápidamente con la obtención de información relevante o la realización de una acción lógica.
- **Pensamientos *fast food*:** resisten a la resolución, incluso ante la obtención de nueva información o la realización de acciones para verificarlos.
- Lorena siente una ansiedad constante por la salud de sus padres, y aunque les llama diariamente y les encuentra bien, su preocupación no disminuye y siempre encuentra un nuevo motivo para alarmarse. Como beber agua y no saciarme.

O - Orientación directa

¿Este pensamiento tiene raíces en mi imaginación o es algo que está sucediendo aquí y ahora?

- **Pensamientos normales:** se alinean con evidencias de los cinco sentidos y experiencias directas.
- **Pensamientos *fast food*:** excluyen la evidencia sensorial directa, van más allá de lo que nuestros sentidos pueden verificar.
- Ernesto se siente ansioso por la posibilidad de enfermar después de leer artículos sobre enfermedades raras en internet, a pesar de gozar de un perfecto estado de salud según su último chequeo médico.

Identificar un pensamiento según estos filtros puede serte de utilidad, ya que muy a menudo tendemos a fusionarnos con ellos, nos identificamos con su contenido y terminamos asumiendo luchas que no son favorables ni útiles.

La ansiedad generalizada tiene un relato, y es una historia de suspense

Imagina que estás viendo una película. En una escena, hay un grupo de personas charlando en una cafetería, sin saber que debajo de su mesa hay una bomba programada para explotar. Si tú, como espectador, no sabes de la bomba, la explosión te sorprenderá. Como resultado, tenemos un espectador traumatizado unos pocos segundos. Quizá fue sorprendente e impactante, pero lo que ocurrió fue algo concreto, y no hay posibilidad de resolverlo ni de hacer nada más.

Vamos a cambiar un poco. Imagina que visualizas la misma escena. Las mismas personas están charlando en la cafetería, sin embargo, en esta ocasión la película te mostró antes que alguien colocaba la bomba allí y programaba un temporizador para que explotara en unos minutos. Ahora, como espectador, estás al tanto del peligro inminente, mientras que los personajes siguen sin sospechar nada. La tensión crece con cada latido del reloj, tu atención se intensifica no solo en la conversación trivial de la mesa, sino también en el transcurrir del tiempo. Quieres salvarles, pero como espectador eres impotente: ahora estás sumergido en un estado de suspense constante, anticipas el momento de la explosión, deseas intervenir de alguna manera para advertir a los desprevenidos comensales.

Así explicaba Hitchcock, el llamado «mago del suspense», su manera de narrar las historias: una vez que estamos dentro, el relato de la ansiedad suele atraparnos en un mundo de posibles. ¿Qué características tienen estos relatos que los hacen tan poderosos?

¿Cómo los pensamientos obsesivos pueden parecernos tan reales y vívidos? Imagina este sencillo acto: estás leyendo este texto. ¿Por qué te parece una acción tan auténtica? Lo real de esta situación no solo lo determina lo que tus sentidos captan, sino una historia que enlaza este momento con tu pasado y tu futuro.

Piensa, por ejemplo, en cómo llegaste a leer este texto. Es probable que tu mente rápidamente genere una historia sobre tu lucha contra la ansiedad, la decisión de buscar ayuda y tus sesiones de terapia previas. Si no tuvieras este trasfondo, leer este texto ¿te parecería igual de significativo?

De manera parecida a cómo nos sumergimos en una novela, nuestra percepción de la realidad se teje a través de una serie de creencias y emociones sobre nosotros mismos y cómo interactuamos con el mundo. A lo largo de la vida, vamos creando nuestra propia narrativa, acumulamos experiencias y momentos que hacen que todo a nuestro alrededor cobre sentido, desde ir al trabajo hasta charlar con amigos o enfrentarnos a nuestras obsesiones. Somos, en esencia, narradores de nuestras vidas, y las historias que nos contamos tienen un impacto profundo en lo que experimentamos, creemos y sentimos.

Esta capacidad narrativa también da vida a nuestras ideas obsesivas, presentándolas de manera tan convincente que las percibimos como verdaderas. Aun cuando internamente sepamos que no hay bases sólidas para estas preocupaciones, la forma en que las historias de la ansiedad se construyen les confiere una sensación de legitimidad y nos obligan a reaccionar a ellas.

Si ya has trabajado sobre la ansiedad, reconocerás el tipo de relato que subyace a estos pensamientos preocupantes. A lo largo de la terapia, has identificado y desglosado estos pensamientos, ensamblado las piezas de una narrativa que, sin importar cuán alejada esté de la realidad, te atrapa y te convence, como si siguiera un guion predeterminado. Este mecanismo es clave para entender cómo los relatos que construimos pueden sumergirnos en estados de ansiedad profunda, lo que muestra cuán poderosas son nuestras propias narrativas internas.

Este mecanismo es lo que dota a la ansiedad de una sensación de realidad tan tangible para quien la experimenta, incluso cuando los elementos de esta narrativa no correspondan con la realidad actual. La historia puede incluir datos o razonamientos que parecen verosímiles, pero siempre careciendo del respaldo que brinda la información sensorial inmediata. Lo esencial es invisible a los ojos, nos propondría el autor de *El principito*.

Nuestros pensamientos y nuestra narrativa interna siguen una serie de guiones organizados; estos son más comunes entre sí de lo que imaginamos. Dichos guiones intentan explicar el mundo y las circunstancias que vivimos. Gracias a la cultura los seres humanos compartimos y transmitimos muchos de ellos. La composición de algunos de estos guiones, y cómo influyen en la generación de la ansiedad, es lo que vamos a ver en los dos capítulos siguientes. Sin embargo, antes vamos a entender en este apartado algunas de las características que cumplen los guiones de quienes padecen ansiedad generalizada.

Lo peor siempre está por venir

La incertidumbre y la inexactitud multiplican el grado de terror del guion. De hecho, cuanto más inespecífica sea la amenaza, más terrorífico nos parece. La atracción hacia las películas de terror en momentos de ansiedad no es un fenómeno reciente. Históricamente, en épocas de turbulencia social y personal se vio un auge en la popularidad de este género cinematográfico. Investigaciones modernas, incluyendo un destacado estudio de la Universidad de California, han comenzado a desentrañar por qué. Este estudio reveló que, al enfrentarnos a escenarios de miedo en la pantalla, se activan áreas clave de nuestro cerebro, como las amígdalas y el hipocampo, las encargadas de gestionar emociones y memoria. Este proceso no solo nos ayuda a gestionar el miedo de manera segura, al permitirnos experimentar y luego controlar emociones intensas, sino que también puede sustituir temporalmente nuestras preocupaciones diarias con el temor más agudo pero controlable que experimentamos ante las amenazas ficticias. Esto sugiere que, lejos de ser meramente una forma de entretenimiento, el cine de terror podría tener un papel terapéutico, ayudando a las personas a manejar y contextualizar su ansiedad en la vida real. Es decir, cuando el terror toma la forma de algo concreto, entonces podemos activar recursos para enfrentarnos a lo temido, pero si es algo inespecífico, entonces solo nos queda esperar a que suceda lo peor.

Las intenciones de implementación son una técnica poderosa que nos permite gestionar los pensamientos intrusivos y los ¿Y si...? mediante la planificación de acciones concretas. En lugar de quedarnos atrapados en la incertidumbre y la ansiedad de estos pensamientos, podemos formular planes específicos que nos ayuden a tomar medidas efectivas. Las intenciones de implementación funcionan mediante la formulación de planes del tipo: «Si [situación], entonces [acción]», lo que traduce nuestras intenciones generales en comportamientos concretos. Por ejemplo, en lugar de simplemente desear hacer ejercicio con regularidad, podemos decir: «Si son las 7.00 de la mañana, entonces me pondré mis zapatillas y saldré a correr». Esto no solo reduce la ansiedad y la incertidumbre, sino que también aumenta la probabilidad de que realicemos las acciones deseadas. Al tener un plan definido, nos enfocamos en soluciones prácticas y proactivas. Además, estas intenciones nos permiten redirigir nuestra atención de los pensamientos negativos hacia acciones manejables, con lo que así mejora nuestro bienestar mental y emocional.

He aquí algunos ejemplos:

Situación potencialmente ansiosa	Pensamiento de ¿Y si...?	Intención de implementación
Presentaciones en público	¿Y si me pongo nervioso y olvido lo que tengo que decir?	Si empiezo a sentirme nervioso antes de la presentación, entonces haré tres respiraciones profundas y repasaré mis notas durante cinco minutos.
Reuniones de trabajo	¿Y si alguien critica mi idea y me siento humillado?	Si alguien critica mi idea durante la reunión, entonces agradeceré sus comentarios y le pediré más detalles para entender mejor su perspectiva.

Situación potencialmente ansiosa	Pensamiento de ¿Y si...?	Intención de implementación
Entrevistas de trabajo	¿Y si me hacen una pregunta para la que no estoy preparado?	Si me hacen una pregunta que no sé responder, entonces diré que necesito un momento para pensarlo y daré la mejor respuesta posible.
Convivencias sociales	¿Y si no sé qué decir y me siento incómodo?	Si me siento incómodo en una conversación, entonces haré una pregunta abierta para mantener la conversación en marcha.
Tareas importantes	¿Y si no termino esta tarea a tiempo y decepciono a mi jefe?	Si me siento abrumado por la tarea, entonces dividiré el trabajo en pasos más pequeños y me concentraré en completar uno a uno.

Existe una narrativa de la indefensión

La indefensión aprendida fue un estado de ánimo propuesto por Martin Seligman que coloca todo el control de la situación fuera del individuo. Seligman llegó al concepto de indefensión aprendida a través de experimentos realizados en la década de los sesenta con perros. Él y sus colegas expusieron a algunos canes a descargas eléctricas que no podían evitar ni de las que podían escapar. Luego, cuando, en una nueva situación, se les ofreció la oportunidad de escapar de las descargas, los perros no intentaban huir ni evitarlas, se comportaban como si estuvieran indefensos. En cambio, los animales que inicialmente habían tenido la oportunidad de detener las descargas eléctricas aprendiendo una acción específica, intentaban activamente evitarlas en situaciones futuras. Seligman teorizó que los primeros perros habían aprendido a sentirse indefensos, creían que no tenían control sobre su entorno y que sus acciones no tenían efecto, una idea que luego extendió para explicar ciertos tipos de depresión y otros trastornos en humanos. En el caso de los humanos, es un poco más complejo porque lo que importa en este caso es su atribución de por qué han sucedido las cosas y si pueden o no solventarlas. Esa atribución es mucho más importante que la realidad en sí. Cuando existe esa indefensión, nos vemos como individuos que están esperando un destino y no pueden cambiar ni modificar nada al respecto.

Imagina dos tipos de residencias: en la primera, los ancianos no tienen control sobre su rutina diaria. No pueden decidir cuándo comer, cuándo dormir o qué actividades realizar. En estos lugares, se ha observado que los ancianos tienden a sentirse más deprimidos y su salud se deteriora más rápido. En contraste, en la segunda residencia, se les permite tomar decisiones sobre su día a día. Pueden elegir cuándo comer, a qué actividades dedicar su tiempo y tienen más control sobre su vida. Los estudios han mostrado que, en estos entornos, los ancianos son más felices y saludables.

¿Por qué ocurre esto? Cuando las personas no pueden decidir sobre su vida diaria, sienten que no tienen control. Esto puede llevar a un estado de indefensión aprendida, donde se resignan y no intentan mejorar su situación. Esta falta de control puede causar depresión y un deterioro físico más rápido. En cambio, cuando las personas tienen la capacidad de tomar decisiones, sienten que tienen control sobre su vida. Esto les da un sentido de autonomía y propósito, lo que mejora su bienestar emocional y físico.

Un famoso estudio realizado por Ellen Langer y Judith Rodin[1] en 1976 dividió a los residentes de un hogar de ancianos en dos grupos. A un grupo se le permitió tomar decisiones sobre pequeñas cosas en su vida diaria, cosa que no se le permitió al otro grupo, que seguía una rutina establecida por el personal. El resultado fue sorprendente: los residentes que podían tomar decisiones mostraron mejoras significativas en su salud y bienestar, y tuvieron tasas de mortalidad más bajas en comparación con el grupo que no tenía control.

La lección es clara: tener control sobre nuestras propias vidas es crucial para nuestro bienestar. Aunque no siempre podemos cambiar todas las circunstancias, encontrar áreas donde podamos tomar decisiones puede implicar una gran diferencia. Esto es especialmente importante en lugares como las residencias de ancianos, donde permitir a las personas decidir sobre aspectos de su día a día puede mejorar significativamente su calidad de vida. La indefensión aprendida puede ser un problema serio, pero con pequeños cambios, como permitir más decisiones personales, podemos combatirla. Proveer a las personas con la capacidad de decisión no solo mejora su bienestar emocional, sino también su salud física. Recordemos siempre la importancia de la autonomía y el control en nuestras vidas diarias.

Confusión entre lo posible y lo probable

En «*El aristócrata solterón*», de sir Arthur Conan Doyle, Sherlock Holmes comenta: «Bueno, es una suposición posible». El cliente, en busca de confirmación, pregunta: «¿Tú también lo piensas?». Holmes, sin comprometerse, aclara: «No he dicho que sea una suposición probable».

Voy a tratar de sembrar una duda en ti... ¿Y si el cielo cae sobre nuestras cabezas? Desde el lanzamiento del Sputnik en 1957, hemos entrado en una nueva era espacial, marcada por un aumento de los satélites. Este progreso ha traído consigo el problema de la basura espacial, exacerbado en los últimos cinco años por la entrada de nuevos países en la carrera espacial. Los satélites, esenciales para nuestra vida cotidiana, desde la navegación por GPS hasta la transmisión en vivo de eventos globales, han hecho que dependamos de esta tecnología. Sin embargo, los satélites fuera de servicio y los fragmentos que derivan de las colisiones representan un riesgo mínimo para las personas en la Tierra, con una probabilidad de daño de uno entre cien millones, pero plantean una amenaza significativa para futuras misiones espaciales. Un reciente estudio en *Nature Astronomy*, basado en modelos matemáticos y datos de satélites de los últimos treinta años, revela que quienes viven en el hemisferio sur, particularmente en ciudades como Yakarta, Dhaka y Lagos, tienen tres veces más riesgo de recibir el impacto de basura espacial. Además, apunta a un 10 por ciento de probabilidad de que la caída de estos desechos cause una muerte en la próxima década. Presumiblemente, después de leer este dato, sigas sin tener miedo a la basura espacial, debido a esas escasas probabilidades. En el caso de una persona que esté sufriendo un proceso de ansiedad generalizada podemos ver que la diferencia entre lo posible y lo probable se difumina, sobre todo en algunos ámbitos.

La noción de que, si algo es posible, entonces es cierto, refleja que un pensamiento puede llevar a generar conclusiones irracionales. La probabilidad nos permite diferenciar entre lo que es meramente posible y lo que es realmente probable, guiándonos hacia un entendimiento más profundo y crítico de nuestro entorno.

Los seres humanos no somos muy buenos con la estadística porque tendemos a realizar cálculos basados en nuestras creencias. En psicología cognitiva, estas tendencias se han denominado sesgos o heurísticos. Podríamos definirlos como atajos mentales que utilizamos para tomar decisiones rápidas en detrimento de un pensamiento más analítico y racionalizado.

Si fuésemos alcanzados por una flecha, y no tuviésemos estos atajos, en lugar de centrarnos en la urgencia de la situación y buscar ayuda médica, quizá comenzásemos a preguntarnos sobre la velocidad a la que fue lanzada la flecha, la posición exacta del tirador y la tensión del arco utilizado. Absortos en detalles irrelevantes, olvidaríamos la acción más lógica e inmediata: sacar la flecha y curar la herida.

Daniel Kahneman y Amos Tversky fueron dos psicólogos cuyas investigaciones revolucionaron nuestra comprensión del juicio humano y la toma de decisiones. Sus trabajos conjuntos sentaron las bases de la economía conductual, un campo que combina la psicología y la economía para entender cómo las personas realmente toman decisiones, en contraste con cómo se supone que deberían hacerlo según las teorías económicas tradicionales. Kahneman, en particular, fue galardonado en 2002 con el premio que otorga la Real Academia de las Ciencias de Suecia, considerado el Nobel de Economía, por su trabajo en este campo, aunque Tversky, fallecido en 1996, no pudo recibir el premio de forma póstuma.

Kahneman y Tversky identificaron y explicaron varios sesgos y heurísticos que influyen en nuestras decisiones. Uno de sus hallazgos más significativos es cómo las personas a menudo confunden lo posible con lo probable, lo que lleva a errores sistemáticos en la toma de decisiones. Este fenómeno se puede explicar a través de varios sesgos cognitivos, que ellos describieron.

El sesgo de disponibilidad se refiere a nuestra tendencia a juzgar la probabilidad de eventos basándonos en la facilidad con que podemos recordarlos. Si pensamos en ejemplos de algo con facilidad, tendemos a creer que es más común o probable. En el contexto de la diferencia entre lo posible y lo probable, una persona podría considerar que un evento es más probable simplemente porque es fácil de imaginar, no porque realmente tenga una alta probabilidad de ocurrir.

¿Cuál es el animal más peligroso que existe? Quizá nos vengan a la cabeza los ataques de los tiburones o los grandes felinos; sin embargo, se suelen registrar solo diez muertes al año por ataques de tiburones. En el año 2022, cinco personas en todo el mundo fallecieron en encuentros con escualos.

Los grandes felinos como los leones tampoco suben demasiado en el podio, al no llegar ni a cien muertes anuales. Un poco más peligrosos son los elefantes, con quinientas víctimas al año. La glossina, conocida como mosca tsé-tsé, transmite la enfermedad del sueño. De nombre muy onírico, se trata de una infección parasitaria que comienza con dolores de cabeza, fiebre y dolor en las articulaciones; luego evoluciona a problemas neurológicos graves y acaba siendo mortal. De hecho, se lleva alrededor de diez mil vidas humanas al año.

Pero los que definitivamente se llevan la palma en este caso son los mosquitos, portadores de la malaria, el dengue, la fiebre amarilla y la encefalitis. Producen más de setecientas cincuenta mil muertes al año.

Mientras tanto, una acción tan cotidiana como conducir un patinete eléctrico ocasionó, solo en España, 385 accidentes, trece de los cuales terminaron en siniestro mortal.

Otro sesgo responsable de esta diferencia entre lo posible y lo probable es el sesgo de confirmación. El sesgo de confirmación es nuestra tendencia a buscar, interpretar y recordar información de una manera que confirme nuestras creencias preexistentes. Este sesgo puede llevarnos a sobreestimar la probabilidad de eventos que creemos posibles, porque prestamos más atención a la evidencia que apoya nuestra creencia y desestimamos la que la contradice.

Un experimento realizado por un equipo de la Universidad de Stanford reunió a personas con opiniones muy firmes sobre la pena de muerte. La mitad de los participantes estaba a favor, y la otra mitad, en contra. Se les presentó la descripción de dos estudios: uno comparaba los estados de Estados Unidos que aplican la pena de muerte con los que no, y otro analizaba las estadísticas de asesinatos en un estado antes y después de introducir la pena de muerte.

Tras una lectura rápida de los estudios, a los participantes se les preguntó si habían cambiado de opinión. Luego, recibieron descripciones mucho más detalladas de los procedimientos de cada estudio y se les pidió que evaluaran cuán bien elaborada y convincente era la investigación. Lo curioso es que estos estudios eran ficticios. A la mitad de los participantes se les dijo que un estudio apoyaba la eficacia disuasoria de la pena de muerte y el otro la contradecía, mientras que a la otra mitad se les presentaron las conclusiones invertidas.

Inicialmente, tanto los defensores como los detractores reportaron un ligero cambio de opinión hacia la dirección del primer estudio que leyeron. Sin embargo, después de leer las descripciones más detalladas, casi todos volvieron a sus creencias originales, ignoraron las pruebas contrarias y destacaron los detalles que apoyaban su punto de vista. Los sujetos describieron los estudios que respaldaban sus opiniones preexistentes como superiores en cuanto a calidad y detalle a aquellos que las desafiaban. Por ejemplo, un defensor de la pena de muerte criticó un estudio contrario: «La investigación no cubrió un periodo lo suficientemente largo», mientras que un detractor comentó: «No hay ninguna prueba fuerte que pueda contradecir las investigaciones presentadas».

Este experimento ilustra el fenómeno conocido como «sesgo de desconfirmación», donde establecemos estándares más altos para las pruebas que contradicen nuestras expectativas. Este sesgo ha sido confirmado por numerosos estudios, lo que demuestra cómo nuestras creencias pueden influir en la interpretación y aceptación de la evidencia, sin importar cuán convincente sea.

Urgencia

La sensación de urgencia constituye una faceta predominante en los guiones internos de quienes viven con ansiedad generalizada: se infiltra en diversos aspectos de su vida y moldea profundamente su comportamiento y percepciones. Esta constante sensación de urgencia se alimenta de la creencia de que hay una ventana limitada para actuar correctamente y que cualquier demora puede llevar a consecuencias desastrosas o a perder oportunidades irrecuperables. En el contexto de la ansiedad generalizada, esta urgencia se convierte en un guion que dicta una carrera contra el tiempo, en la que cada tarea, decisión o, incluso, cada oportunidad de compra se percibe bajo el prisma de una oportunidad única que no admite dilación. Este impulso hacia la acción inmediata puede llevar a decisiones precipitadas, compras impulsivas motivadas por la creencia de que se está ante una oferta «única en la vida» y a una vida marcada por el estrés constante de sentir que siempre se está a punto de perder algo importante. La persona se encuentra en un estado perpetuo de alerta y busca actuar rápidamente para evitar resultados negativos, reales o imaginarios, lo que puede desencadenar un ciclo de ansiedad y remordimiento.

Algunos trabajos sugieren que la impulsividad y la ansiedad están relacionadas a través del neuroticismo. El neuroticismo, como hemos visto anteriormente, es un rasgo de la personalidad que se refiere a la tendencia a experimentar emociones intensas y cambios de humor. Las personas con alto neuroticismo tienden a reaccionar fuertemente a las situaciones estresantes y tienen dificultades para controlar sus respuestas emocionales.

En este modelo, se explica que, cuando una persona tiene un alto nivel de neuroticismo, su sistema emocional es muy reactivo. Esto significa que pueden producir respuestas emocionales intensas e inestables, y, a menudo, tienen problemas para ajustar sus reacciones en diferentes situaciones. Debido a esta alta reactividad emocional, estas personas actúan de manera impulsiva, ya que tienen poca tolerancia a la frustración y sienten la necesidad de responder rápidamente a las situaciones.

La idea es que tanto la ansiedad como la impulsividad pueden estar influenciadas por este sistema emocional hiperactivo.

Una dieta completa

Como decíamos, en la antigua Grecia, el concepto de «dieta» no se limitaba únicamente a la alimentación. La palabra *díaita* se refería a un modo de vida equilibrado que incluía no solo lo que se comía, sino también el ejercicio, el descanso y otros hábitos cotidianos.

En las secciones anteriores, hemos explorado cómo ciertos pensamientos pueden ser perjudiciales para nuestra salud mental, similares a los efectos negativos de la comida rápida en nuestro cuerpo. Ahora, vamos a ampliar este concepto para incluir otros aspectos que pueden contribuir positivamente a nuestra dieta mental. Incorporar estos elementos en nuestra rutina diaria nos ayuda a manejar mejor la ansiedad, reducir la rumiación y promover un estado de equilibrio y bienestar integral.

1. Kilómetros versus antidepresivos

El sedentarismo, caracterizado por largas horas de inactividad física, tiene una correlación significativa con el aumento de la ansiedad y otros problemas de salud mental. Numerosos estudios han demostrado que la falta de actividad física puede contribuir al desarrollo y la exacerbación de la ansiedad.

Un análisis sistemático y un metaanálisis encontraron que los comportamientos sedentarios, como el tiempo prolongado sentado, el uso excesivo de pantallas o el alto consumo de televisión, están asociados con un mayor riesgo de ansiedad.

Además, la investigación ha mostrado que el sedentarismo tiene un efecto dosis-respuesta con la ansiedad, la depresión y la ideación suicida. Es decir, a mayor tiempo sentado, mayor es el riesgo de desarrollar estos problemas de salud mental. Incluso cuando las personas realizan actividad física regular, los efectos negativos del tiempo prolongado sentado no se compensan por completo.

Para contrarrestar estos efectos, simplemente caminar de 40 a 45 minutos todos los días puede proporcionar varios beneficios significativos:

1. **Quema de grasas:**[2] a partir del minuto 20, el cuerpo comienza a quemar grasas. Investigadores de Harvard han identificado que caminar una hora diaria puede reducir a la mitad los efectos de genes relacionados con el aumento de peso, el apetito y el almacenamiento de grasas.

2. **Reducción del cortisol:** caminar reduce los niveles de cortisol, la hormona del estrés. Esto también disminuye la actividad neuronal en el córtex prefrontal, una área del cerebro asociada con la planificación y la angustia, cuya sobreactivación se relaciona con trastornos como el trastorno de ansiedad generalizada (TAG) y el trastorno obsesivo-compulsivo (TOC).

3. **Producción de endorfinas:**[3] estudios de la Universidad de Princeton han descubierto que caminar activa la producción de endorfinas, que son neurotransmisores que generan la sensación de bienestar y alivian el estrés al moderar la actividad excesiva del hipocampo, una región del cerebro implicada en la respuesta al estrés y la regulación emocional.

Un ensayo clínico aleatorizado en España[4] investigó la eficacia del ejercicio físico supervisado comparado con el tratamiento con antidepresivos en adultos mayores con depresión significativa. El estudio involucró a 312 participantes mayores de sesenta y cinco años, divididos en dos grupos: uno siguió un programa de ejercicio físico y otro recibió tratamiento con antidepresivos habituales. Los resultados se midieron en intervalos de quince días, un mes, tres meses y seis meses utilizando escalas de depresión. Ambos grupos mostraron una reducción significativa en los síntomas depresivos. El ejercicio físico demostró ser tan efectivo como los antidepresivos para reducir los síntomas. Los participantes del primer grupo mejoraron su condición física general, lo que contribuyó a una mejor salud y bienestar. En conclusión, el ejercicio físico puede ser una alternativa efectiva y beneficiosa a los antidepresivos para tratar la depresión en adultos mayores, con beneficios adicionales para la salud física y un menor riesgo de efectos secundarios adversos asociados a los medicamentos.

Un estudio publicado en *Frontiers in Psychology* en 2018 reveló que incluso una sola sesión de ejercicio puede reducir significativamente los síntomas de rumiación en pacientes con trastornos mentales. Esta investigación subraya que la actividad física no solo mejora el estado de ánimo, sino que también disminuye la cantidad de tiempo que los individuos pasan preocupándose por situaciones negativas.

Además, la combinación de ejercicio aeróbico y meditación, conocida como MAP (*Mental and Physical Training*), ha mostrado resultados prometedores en la reducción de la rumiación y la depresión. Este enfoque combinado no solo disminuye los síntomas depresivos, sino que también reduce la tendencia a rumiar sobre pensamientos negativos. Los participantes del estudio, estudiantes con y sin depresión, reportaron una menor frecuencia de rumiación después de completar el programa.[5]

Estos hallazgos son consistentes con la teoría de que el ejercicio físico puede actuar como una distracción saludable y proporcionar una liberación de endorfinas, las sustancias químicas del cerebro que ayudan a combatir el estrés y la ansiedad. Además, el ejercicio promueve la neurogénesis en el hipocampo, una región del cerebro crucial para la regulación del estado de ánimo y el procesamiento de la memoria, lo que puede contribuir a una reducción en la rumiación. El movimiento resulta necesario para el correcto funcionamiento del cerebro, especialmente para el pensamiento lógico y deductivo. El ejercicio produce un aumento de BDNF (factor neurotrópico derivado del cerebro), la molécula que hace que se formen nuevas conexiones y neuronas.[6]

2. Somos lo que comemos

Somos lo que comemos. Y otro hecho ineludible es que, en nuestra sociedad, cada vez comemos peor. Los hábitos alimenticios en las sociedades occidentales actuales han cambiado significativamente en los últimos años. Factores como la globalización, las prisas, la falta de tiempo y la inmediatez han llevado a un aumento en el consumo de comida rápida, una ingesta calórica excesiva y un déficit en vitaminas y minerales esenciales.

¿Cuál es una de las principales consecuencias de este cambio? Se ha demostrado que una alimentación inadecuada o desequilibrada está directamente relacionada con la aparición de trastornos emocionales, incluyendo problemas de ansiedad y estados de ánimo bajos. Por ejemplo, en un grupo de diecisiete estudios, casi la mitad encontraron que las intervenciones dietéticas tuvieron efectos positivos significativos en las puntuaciones de depresión comparadas con los grupos de control.

Los nutrientes son esenciales para la producción de neurotransmisores como la serotonina, la dopamina y la norepinefrina, que regulan el estado de ánimo, el apetito y la cognición. Por ejemplo, los ácidos grasos omega-3 derivados de fuentes marinas regulan la neurotransmisión dopaminérgica y serotoninérgica, lo que puede disminuir tanto la depresión como la ansiedad. Por lo tanto, una dieta de baja calidad que lleva a una ingesta inadecuada de nutrientes es un factor de riesgo para el desarrollo de trastornos de salud mental.

A tenor de esta relación, la Sociedad Internacional de Investigación en Psiquiatría Nutricional ha recomendado que la medicina nutricional se considere parte del tratamiento psiquiátrico convencional, respaldada por la investigación, la educación, la política y la promoción de la salud. Cuidar la alimentación es, sin duda, una de las claves para mantener una buena salud mental.

En términos generales, los problemas de ansiedad (y los emocionales en general) se caracterizan a nivel nutricional por déficit de minerales, como, por ejemplo, el hierro o el calcio, y déficit de vitaminas, como pueden ser el ácido fólico o la vitamina B12, entre otros, déficits que se encuentran directamente relacionados con la aparición y el mantenimiento de síntomas como el nerviosismo, la fatiga, la irritabilidad, la dificultad de concentración y la memoria, por poner algunos ejemplos.

En este sentido, además de sus principales efectos en el organismo, las vitaminas, como las del grupo B, contribuirían a la reducción de la activación o nerviosismo y al aumento y regulación del estado de ánimo como principales efectos psicológicos frente a la ansiedad (y depresión).

Ahora bien, ¿cuáles son las principales vitaminas frente a la ansiedad? A continuación te presento un pequeño listado no exhaustivo de las principales:

· **Ácido fólico:** el ácido fólico es un tipo de vitamina B (en concreto, vitamina B9) que se encuentra de forma natural en alimentos vegetales como hortalizas y verduras de hojas verdes, cítricos, guisantes, nueces, almendras o cereales, entre otros.

· **Vitamina B12:** es un tipo de vitamina B que se halla de forma natural en alimentos de origen animal como el pescado (salmón) o marisco (almejas), la carne (hígado), las aves, los huevos, la leche y otros productos lácteos.

· **Vitamina B6:** la vitamina B6 puede encontrarse en el pescado (sardina), frutos secos, pollo, carne de ave o aguacate, entre otros alimentos.

· **Todas las vitaminas del complejo B** están implicadas en procesos de producción de proteínas, del ADN, y en el mantenimiento de las neuronas del sistema nervioso, así como en otras funciones. Asimismo, están implicadas en la síntesis del metabolismo de neurotransmisores como la serotonina, por lo que resultan también esenciales en la regulación del estado de ánimo y en la prevención de problemas de depresión.

· **Vitamina A:** es una vitamina antioxidante que se encuentra de forma natural en lácteos (leche, mantequilla, queso cheddar), frutas como el melón o el albaricoque, y vegetales como la zanahoria o el brócoli, entre otros. Contribuye a la visión adecuada, al sistema inmunitario y a la reproducción.

· **Vitamina C:** la podemos encontrar de forma natural en frutas y verduras como los cítricos (naranjas), brócoli, fresas o pimientos rojos, entre otros. Su principal función es la de reforzar el sistema inmunitario.

· **Vitamina D:** la comúnmente llamada «vitamina del sol» (aunque también se halla en pescados como el atún o el salmón, en el queso, la yema de huevo o los champiñones) ayuda a retener y absorber el calcio y el fósforo en los huesos.

El binomio alimentación y ansiedad funciona en las dos direcciones, ya que la aparición de esta también se traduce en muchas ocasiones en una mala alimentación. Desde que somos pequeños, a muchos nos enseñan a calmar nuestras emociones a través de la comida. Cuando lloramos, nos dan dulces; cuando nos portamos bien, nos premian con un helado. Así, poco a poco, asociamos la comida con una manera de regular nuestras emociones y creamos una dependencia emocional. Si no aprendemos otras formas de calmar nuestras emociones, es probable que de adultos busquemos ciertos alimentos para sentirnos mejor cuando nos enfrentamos a problemas.

Una de las respuestas más comunes para aliviar rápidamente la ansiedad es comer. En estos casos, la comida actúa como una solución inmediata al malestar, pero también genera un segundo problema: la urgencia de comer para calmarse. Cada vez que usamos la comida para tranquilizarnos, le estamos diciendo a nuestro cerebro que no puede manejar las cosas por sí solo.

Los alimentos que elegimos en estos momentos suelen ser altos en azúcar, grasa y sal. Pensamos que mejoran nuestro estado de ánimo debido a su sabor y el efecto rápido que tienen. Estos alimentos liberan endorfinas, que nos hacen sentir en paz, y adenosina, que activa nuestro sistema de relajación.

Sin embargo, aunque nos proporcionan un alivio temporal, estos alimentos no solucionan la ansiedad. En realidad, su efecto a largo plazo es negativo, ya que pueden llevar a problemas de salud como diabetes, colesterol alto, enfermedades cardiovasculares y aumentar el riesgo de ciertos cánceres. Además, después de comerlos, a menudo sentimos culpa, nuestro estado de ánimo puede empeorar y el riesgo de trastornos como la depresión aumenta.

4

¿Es lo que te pasa o lo que te cuentas?

Nayan y Bodhi llegaron a un desfiladero estrecho y profundo. Cada paso de Bodhi hacía que el sonido de sus pisadas se amplificara y retumbara en las paredes del desfiladero, lo que creaba un eco ensordecedor. El ruido resonaba y parecía venir de todas partes, distorsionando la percepción del elefante y haciéndolo parecer más fuerte y peligroso de lo que realmente era. Bodhi, asustado por el estruendoso eco, empezó a moverse nervioso y tembloroso, de modo que se intensificaba aún más el sonido y se quedaba paralizado por el miedo.

Nayan, sin decir una palabra, sacó una tela gruesa de su bolsa y la envolvió alrededor de las patas de Bodhi para amortiguar el sonido de sus pisadas. Con cada paso, el ruido disminuía considerablemente, lo que ayudó a Bodhi a calmarse. Nayan caminó con firmeza, así le demostraba al elefante que no había nada que temer.

Al ver la calma de Nayan, Bodhi siguió su ejemplo. Sus pasos se volvieron seguros y silenciosos, y juntos avanzaron por el desfiladero.

Lo que te dices sobre lo que pasa

En una estación de metro, dos personas cruzan miradas por un breve instante. No hay palabras ni gestos, solo una sensación de familiaridad. Parece un roce casual, pero esas personas ya se han encontrado más veces sin ser conscientes de ello. En otra ocasión, se hallaban en mesas adyacentes en una cafetería, pero al estar conversando con otras personas, no repararon en la presencia del otro. Hace seis meses también coincidieron en un concierto, sentados en la misma grada. Se dice que estas personas han experimentado un *in-yeon*.

La palabra «*in-yeon*» deriva de un proverbio coreano que, traducido al español, dice: «Incluso si nuestra ropa solo se roza, es el destino». Significa destino, providencia, solo que atañe sobre todo a las relaciones entre personas. Así, un café olvidado en una mesa que lleva a dos desconocidos a conversar; una nota perdida en un libro de biblioteca que inspira a su siguiente lector a seguir un propósito; un mensaje erróneamente enviado que da comienzo a una amistad inesperada; un viaje que recuerda a dos desconocidos su hogar lejano no son meras coincidencias. En el transcurso de la vida vamos recopilando encuentros. Como es un concepto budista, también se habla de otras vidas. Así vamos encontrándonos y desencontrándonos a lo largo de los años, y vamos recopilando *in-yeon*. Se dice que cuando has acumulado muchos de esos encuentros nos emparejamos con la persona que el destino tenía reservado para nosotros.

Es una bonita historia que no alberga ninguna certeza. Sin embargo, cabe preguntarse si lo que importa no es tanto si es un hecho probado o no, sino si es una historia que creemos. No es lo que nos pasa, sino lo que nos contamos que nos pasa.

Algunos estudios sugieren que si tanto tú como tu pareja

creéis en el destino, es más probable que comencéis una relación de manera positiva, ya que sentiréis un entorno más estable. Sin embargo, estas creencias también pueden llevar a evitar los problemas, lo que puede ser perjudicial a largo plazo. Creer en el destino puede hacernos pensar que no deberían existir conflictos, ya que si el «destino nos ha unido» es porque todo debería ser perfecto. Sin embargo, la satisfacción de las parejas no depende de la presencia o ausencia de conflictos, sino de cómo los miembros de la pareja los resuelven.[1]

La construcción de un relato es parte de nuestra naturaleza, igual que la manera en que atribuimos los hechos que nos suceden. Los psicólogos cognitivos como Bernard Weiner nos enseñaron a entender cómo explicamos nuestras victorias y fracasos. Los dividieron en causas internas o externas, cosas que cambian o se mantienen, y lo que podemos o no controlar. Por ejemplo, si obtienes una buena nota en un examen, puedes pensar que es porque te esforzaste (algo que puedes controlar) o porque el examen era fácil (algo externo y fuera de tu control). Si fallas, podrías creer que siempre has sido malo en esa materia (una creencia fija sobre ti) o que simplemente tuviste un mal día (una situación temporal). Estas interpretaciones afectan nuestras acciones futuras, cómo nos sentimos con nosotros mismos y nuestra motivación para afrontar desafíos. Al final, las historias que nos contamos sobre por qué suceden las cosas pueden influir más en nuestro camino que los propios hechos.

Numerosos estudios han demostrado que las personas con depresión tienden a atribuir los sucesos negativos a causas internas (personales), estables (permanentes) y globales (que afectan muchas áreas de la vida). En cambio, atribuyen los sucesos positivos a causas externas, inestables y específicas, aunque esta última asociación es menos fuerte. La teoría de la desesperanza sugiere que tener un estilo de atribución negativo (es decir, culpar a causas internas, estables y globales) aumenta la vulnerabilidad a la depresión frente a sucesos negativos. Por ejemplo, si pierden un empleo, pueden pensar: «soy incompetente» (interno), «nunca podré mantener un trabajo» (estable) y «soy un fracaso en todo» (global). En cambio, si consiguen un trabajo, podrían pensar: «tuve suerte» (externo), «esto no durará» (inestable) y «solo soy bueno en esto» (específico). Así, la depresión puede entenderse más como una forma de ver el mundo que como una forma de ser. Aunque la interpretación no lo es todo y hay muchos otros factores que intervienen, es importante reconocer cómo estas atribuciones pueden influir en nuestra salud mental.

El mayor truco del diablo fue hacernos creer que no existe, afirmaba Baudelaire. Y el mayor error que cometemos es creer que percibimos la realidad tal cual es, sin filtros, cuando en realidad la estamos reconstruyendo a medida que la interpretamos. Nuestro cerebro tiene peculiaridades que debemos conocer y aprender que no todo es lo que parece. Conocer dichos filtros y entender su mecanismo es un paso fundamental para comprender y estar atentos, para devolvernos una mirada más clara y ecuánime.

Vamos a realizar un pequeño experimento sobre cómo funciona el punto ciego en nuestra visión. Primero, cierra el ojo izquierdo y mantén el pulgar izquierdo frente a ti con el brazo estirado. Con el ojo izquierdo aún cerrado, coloca el pulgar derecho junto al izquierdo. Ahora, mantén la vista enfocada en el pulgar izquierdo y, lentamente, mueve el pulgar derecho hacia la derecha mientras sigues enfocando el pulgar izquierdo. En un momento específico, el pulgar derecho desaparecerá de tu campo visual. Esto significa que has encontrado el punto ciego de tu ojo derecho.

¿Por qué sucede esto? El punto ciego se debe a la estructura de nuestro ojo. En la parte posterior del ojo, donde el nervio óptico se conecta con la retina, no hay receptores de luz (conos y bastones) porque ese espacio lo ocupa el cableado del nervio. Esta área sin receptores crea un *punto ciego* en nuestra visión. Normalmente no lo notamos porque tenemos dos ojos que trabajan juntos para cubrir estas áreas y porque nuestro cerebro es increíblemente hábil para llenar los vacíos con información de los alrededores.

Este fenómeno demuestra cómo el cerebro crea una percepción continua y coherente del mundo, incluso cuando falta información. Al igual que rellena el punto ciego en nuestra visión, el cerebro también puede interpretar y completar nuestras experiencias emocionales y cognitivas, a veces llevándonos a conclusiones erróneas. Este experimento es un claro ejemplo de cómo nuestro cerebro tiende a inventar partes de la realidad para mantener una imagen coherente y continua de nuestro entorno. Comprender esto nos ayuda a ser más conscientes de cómo nuestras percepciones pueden ser incompletas o distorsionadas, y nos anima a cuestionar y analizar nuestras interpretaciones del mundo. Esto mismo sucede con nuestra percepción del mundo y, en gran medida, con nuestros estados emocionales. El cerebro no solo rellena el punto ciego físico, sino que también lo hace con nuestra interpretación de la realidad. Imaginemos a alguien que atraviesa una situación difícil y tiende a ver todo a través del filtro de la negatividad. Esta persona, sin ser consciente, podría estar ignorando o minimizando cualquier evidencia de lo contrario y reforzar así su estado depresivo. La manera en que nuestro cerebro interpreta y rellena estos *puntos ciegos* emocionales puede influir significativamente en nuestra percepción de la vida y en nuestro bienestar mental.

Imagina que ganas la lotería. De la noche a la mañana, dejas de preocuparte por pagar las facturas o por los gastos diarios. Sin embargo, algunos estudios han demostrado que esta abundancia repentina no siempre trae felicidad o estabilidad a largo plazo.

En *Freakonomics*, de Steven D. Levitt y Stephen J. Dubner, se menciona que muchas personas que ganan grandes sumas de dinero en la lotería terminan con serios problemas financieros poco tiempo después. Un estudio específico siguió a varios ganadores de la lotería y reveló que una cantidad significativa de ellos, a pesar de su nueva riqueza, tomaron decisiones financieras desastrosas que los llevaron a la ruina.[2]

¿Por qué sucede esto? La respuesta radica en cómo manejamos nuestras expectativas y comportamientos frente al dinero. La mayoría de los premiados no están preparados para administrar grandes sumas de dinero. Muchos de ellos no buscan asesoría financiera profesional y gastan su dinero en lujos inmediatos: casas caras, deportivos, viajes extravagantes y generosos regalos a familiares y amigos. Esta explosión de gasto puede ser emocionante al principio, pero rápidamente se vuelve insostenible.

Además, la presión social y familiar puede aumentar. Los ganadores a menudo se enfrentan a una avalancha de peticiones de amigos, familiares e, incluso, desconocidos. Sin un plan claro y una gestión adecuada, muchos se encuentran atrapados en una espiral de gastos que no pueden mantener.

Un ejemplo famoso es el de Jack Whittaker, quien ganó 315 millones de dólares en la lotería Powerball en 2002. Antes del premio, Whittaker ya era un empresario exitoso, pero la enorme cantidad de dinero lo llevó a tomar decisiones que resultaron en numerosos problemas personales y financieros. Se convirtió en blanco de robos, se enfrentó a múltiples demandas y su vida personal sufrió enormemente, incluyendo la trágica muerte de su nieta. Whittaker llegó a declarar que desearía no haber ganado nunca la lotería.

Este fenómeno no es exclusivo de Estados Unidos. En otros países, los ganadores también se enfrentan a dificultades similares. La lección aquí es que la gestión del dinero requiere habilidades y planificación, independientemente de cuánto dinero tengas. El dinero puede amplificar tanto nuestras virtudes como nuestros defectos. Sin una estructura sólida y una visión a largo plazo, incluso la mayor fortuna puede desvanecerse rápidamente. Parece que es más importante el punto de referencia que el punto de verdad.

Nuestro cerebro, como hemos visto en el capítulo segundo, tiene cierta tendencia a ser un poco depresivo, al que los cambios le pueden sugerir amenazas. Es ese señor que piensa que lo que se hace ahora no es música y que nunca habíamos estado tan mal. Lo llevamos diciendo desde hace tres mil quinientos años, ya hay escritos que lo corroboran. La mentira en general lleva más anabolizantes que la verdad, es más sabrosa, más atractiva. Nos ofrece una explicación más simplificada y urgente. Por eso la búsqueda de verdad debe ser más insistente.

A B C

La psicología cognitiva nos hizo entender que nuestros pensamientos y emociones no están relacionados con la interpretación de los hechos. Fue aquí donde nació el famoso A B C, donde los acontecimientos no son los causantes de nuestro bienestar o malestar. Supongamos que un activador (A) —por ejemplo, un golpe en mitad de la noche— nos despierta. Esto puede producirnos varias reacciones (C). Sin embargo, esas reacciones dependen de la manera en que las hemos mirado (B). Así, si supongo que un gato ha roto un jarrón, mi emoción quizá sea la de fastidio, mientras que si achaco la causa del golpe a un ladrón que está merodeando por mi salón, mi reacción será totalmente diferente, tal vez de susto.

Este A B C no es del todo exacto, pero mientras tanto va a servirnos para poder salir del paso. Sobre todo, porque nos da un elemento de cierto control. Lo que nos dio esta herramienta fue la comprensión de que efectivamente no hay muchos elementos sobre los que poseo control, pero sí puedo entender que mi interpretación va a influir significativamente sobre mi estado de ánimo.

¿Y por qué se llama A B C? Pues porque son tres elementos los que intervienen en la ecuación:

A: Un evento activador de la situación
Esta es la situación o evento que ocurre en el ambiente. No es necesariamente algo negativo; simplemente desencadena la sucesión de pensamientos.

Ejemplo 1: recibes un correo electrónico de tu jefe en el que te dice que necesita hablar contigo al final del día.

Ejemplo 2: un amigo cancela los planes que teníais para salir.

B: Creencias
Estas son las interpretaciones, pensamientos o creencias que tienes sobre el evento activador. Aquí es donde se *filtran* los eventos a través de tus percepciones personales, experiencias pasadas y expectativas.

Ejemplo 1: piensas que la reunión con tu jefe se debe a que has hecho algo mal y posiblemente te regañará o despedirá.

Ejemplo 2: piensas que tu amigo ha cancelado los planes

porque no le gusta pasar tiempo contigo o porque algo no funciona en vuestra relación.

C: Consecuencias

Estas son las reacciones emocionales y los comportamientos que resultan de tus creencias (no directamente del evento activador).

Ejemplo 1: te sientes ansioso y preocupado todo el día, quizá tengas dificultades para concentrarte en tu trabajo debido al miedo y la anticipación.

Ejemplo 2: te sientes triste y rechazado, y decides no enviar mensajes a tu amigo durante unos días porque crees que necesita espacio.

En realidad, que tu amigo cancele los planes no va a ser lo que influya en tu estado de ánimo, sino si piensas que tu amigo te ha rechazado a ti directamente o si estaba sobrepasado por la vida.

Receta para aplicar el método A B C

Ingredientes:
1. Situaciones o eventos (activadores)
2. Pensamientos o creencias
3. Reacciones emocionales y comportamientos (consecuencias)
4. Nuevos pensamientos (alternativas)
5. Reflexión y ajustes

Instrucciones:
Prepara tu activador identificando y anotando el evento o situación que despierta una respuesta emocional o de comportamiento. Esto es como elegir los ingre-

dientes principales de tu plato. Por ejemplo, recibes una crítica en el trabajo.

Mezcla tus creencias examinando los pensamientos que surgieron sobre el activador. ¿Son objetivas o subjetivas? Considera si estás agregando demasiado *condimento* negativo a tu mezcla. Asegúrate de no agregar demasiada sal o especias que distorsionen el sabor. Por ejemplo: «Soy un incompetente» es subjetivo, mientras que «Puedo mejorar en esto» es más objetivo.

Evalúa las consecuencias observando cómo tus creencias han influido en tus emociones y comportamientos. ¿El resultado es demasiado amargo o picante? ¿Es proporcional al ingrediente principal? Prueba tu plato y evalúa si el sabor está equilibrado. Por ejemplo, si te sientes desanimado y evitas nuevos desafíos, lo que resulta en un sabor amargo.

Haz cambios para desafiar la validez de tus creencias y sazona con nuevas *especias*. Cambia pensamientos distorsionados por otros más equilibrados y saludables. Ajusta la sazón para lograr un sabor más agradable. Por ejemplo: «Cometí un error, pero puedo aprender y mejorar», en lugar de «Nunca hago nada bien».

Prueba y ajusta revisando cómo tus cambios han afectado tu estado emocional. Añade o reduce especias hasta encontrar el equilibrio perfecto. Sigue probando y ajustando hasta que el plato tenga el sabor ideal. Por ejemplo, te sientes motivado a intentarlo de nuevo y ves la crítica como una oportunidad de crecimiento.

Al aplicar esta receta, podrás transformar tus pensamientos y mejorar tus respuestas emocionales y comportamentales, con lo que obtendrás un plato emocionalmente equilibrado y satisfactorio.

Esto no es nada nuevo, por supuesto. El estoicismo (antes de convertirse en una filosofía de gimnasio) y el epicureísmo, así como otras visiones que vieron la luz en la Grecia clásica son el germen originario de la corriente más representativa de la psicología actual. El estoicismo fue fundado por Zenón de Citio alrededor del año 300 a.C. en Atenas. Esta escuela filosófica se centra en la enseñanza de que la virtud, la razón y el autocontrol son los componentes fundamentales para lograr la felicidad personal. Los estoicos creían que debemos enfocarnos en aquello que podemos controlar y aceptar y adaptarnos a lo que no podemos cambiar.

Por su parte, el epicureísmo fue fundado por Epicuro alrededor del año 307 a.C., también en Grecia. Epicuro enseñaba que el objetivo de la vida era alcanzar la felicidad a través del placer, entendido este como la ausencia de dolor y perturbación (ataraxia). Aconsejaba la búsqueda de placeres moderados para evitar el sufrimiento que resulta de los deseos insatisfechos.

Lo que sí que hace la psicología cognitiva es proporcionar un marco que permite comprobar desde la evidencia científica estas afirmaciones. Nos dice que hay una cierta lógica interna en todo ese barullo que se forma entre pensamientos, sentimientos, sensaciones y líos varios.

En el siguiente capítulo ampliaremos esta información un poco más, y nos daremos cuenta de que la cosa es un poco más compleja, ya que en todo esto hay algunos factores que están influyendo además de nuestra interpretación: las teorías que tenemos acerca de los propios pensamientos. Es decir, que no es tan importante lo que piensas, sino las creencias que tienes acerca de tus propios pensamientos. En este nivel vamos a trabajar, sin embargo, con las llamadas distorsiones cognitivas, aunque para conciliar un poco las dos posturas es necesario recordar que las distorsiones en el procesamiento de la información, si bien pueden considerarse explícitas y pertenecientes al «dominio cognitivo ordinario», aluden a errores lógicos que no necesariamente determinan un contenido cognitivo explícito. Son también *reglas del pensamiento*, aunque en un sentido diferente al propuesto en el próximo capítulo.

Distorsiones cognitivas (vete cambiando de gafas)

Seguro que, al observar las nubes en el cielo, no puedes evitar encontrar parecidos razonables con caras, mapas de países o formas varias. Este efecto se llama pareidolia, y es el mismo que te hace buscar figuras ocultas en las paredes de gotelé, o el que nos ha hecho fabricar las constelaciones que brillan en la noche.

Hace miles de años, nuestros ancestros se enfrentaban a diario con los retos de la vida en la naturaleza. La habilidad para detectar rápidamente el rostro de un depredador era esencial para su supervivencia. Incluso hoy nuestro cerebro sigue siendo muy sensible a cualquier estímulo que se parezca, aunque sea vagamente, a una amenaza conocida. Así, con solo unas pocas líneas, un juego de luces y sombras o un sonido específico, nuestro cerebro puede activar una alerta inmediata. Este mecanismo nos ha ayudado a sobrevivir en un mundo lleno de peligros naturales y ha demostrado la increíble capacidad de adaptación y respuesta rápida de nuestros sentidos.

Nuestro cerebro está programado para encontrar sentido a lo que nos rodea y para ello trata de buscar patrones que se repitan y nos permitan hacer más predecible el entorno. Similar a este fenómeno biológico, los modelos de lenguaje artificial como ChatGPT operan bajo principios análogos. ChatGPT, desarrollado por OpenAI, aprende de vastas cantidades de texto para generar respuestas que puedan parecer lógicas y coherentes. Sin embargo, como no tiene acceso a información verificada en tiempo real ni a la capacidad de realizar búsquedas, a veces *rellena* información basándose en patrones detectados durante su entrenamiento. Esto es similar a cómo los humanos a veces rellenamos vacíos en nuestro entendimiento con suposiciones o inferencias para dar coherencia a la información que se nos antoja incompleta o ambigua. En un mundo en el que la velocidad de reacción va a marcar la diferencia, el uso de heurísticos o atajos se ha convertido en una rutina necesaria para la supervivencia. Estos heurísticos resultan necesarios para dar una respuesta rápida ante un asunto urgente.

Como producto de esta búsqueda de sentido se pueden producir las llamadas distorsiones cognitivas, que son fallos en la estructura lógica del pensamiento. Estos errores pueden llevarnos a interpretar la realidad de manera errónea y pueden afectar a nuestras decisiones y emociones. Son formas distorsionadas de entender la realidad, al fin y al cabo. Esos patrones de pensamiento rígidos y estructurados pueden llevarnos a creer que estamos viviendo la realidad, sin darnos cuenta de que estamos haciéndolo a través de unas gafas de las que no somos conscientes. En este apartado vamos a hablar de algunas de esas gafas para que reparemos en ellas.

Razonamiento emocional

Tus sentimientos no tienen por qué ser siempre un fiel reflejo de la realidad objetiva. Recuerda esto:

- «Que me sienta ansioso no significa que algo malo vaya a pasar».
- «Que esté enfadado no significa que la situación sea injusta».
- «Que me sienta inseguro no significa que no sea capaz».
- «Que me sienta solo no significa que no tenga a nadie a mi lado».

Cuando confundimos lo que sentimos con la realidad, entonces estamos aplicando el razonamiento emocional.

¿Alguna vez has llegado a casa después de un día estresante y un comentario inocente de tu pareja te ha hecho reaccionar de manera exagerada? Bueno, eso es el razonamiento emocional en acción. Este proceso, que Aaron Beck destacó en los años setenta, nos muestra cómo nuestras emociones pueden secuestrar nuestra percepción de la realidad. A menudo pensamos que, si nos sentimos de cierta manera, entonces nuestra realidad debe reflejar esos sentimientos, aunque las evidencias digan lo contrario.

El razonamiento emocional se refiere a la tendencia a creer que algo es verdad tan solo porque se siente de cierta manera. Así, si una persona se considera incompetente, puede llegar a la conclusión de que de verdad lo es, independientemente de la evidencia objetiva que demuestre lo contrario. Este tipo de pensamiento puede perpetuar y exacerbar problemas emocionales como la ansiedad y la depresión.

Imagina que te sientes triste y automáticamente concluyes que todo en tu vida va mal, o sientes celos y concluyes que tu pareja te está engañando. Este tipo de pensamiento, donde las emociones toman el mando, no solo es común, sino también un hábil saboteador de nuestra tranquilidad mental. Aaron Beck lo describió muy bien: «Si nuestro pensamiento queda empantanado por significados simbólicos distorsionados, razonamientos ilógicos e interpretaciones erróneas, nos volvemos, en verdad, ciegos y sordos».

Quizá una de las claves más importantes sea la de actuar de manera congruente con la situación, no con tu emoción: si crees que no has cometido un error, puedes ser firme, pero no te disculpes; si consideras que tu miedo no está justificado, puedes reconocer que estás asustado, pero no te condenes a evitar la situación; si te sientes decepcionado, no por ello has de abandonar tus responsabilidades y compromisos.

El lenguaje, la manera que tenemos de describir nuestros sentimientos, es clave: sé preciso al describir tus emociones. No es lo mismo sentirse frustrado que enfadado, cansado que triste, incómodo que culpable... Cuanto más preciso seas describiendo la emoción que estás sintiendo, en relación con la situación que la ha provocado, más fácil te resultará reaccionar de manera apropiada.

La precisión emocional no solo nos ayuda a entender mejor lo que sentimos, sino que también nos permite comunicarlo con mayor eficacia a los demás. Imagina que has tenido un día particularmente difícil en el trabajo. En lugar de decir simplemente: «Estoy mal», intenta identificar y nombrar la emoción exacta. ¿Estás frustrado porque los proyectos no avanzan como esperabas? ¿Te sientes abrumado por la carga de trabajo? ¿O tal vez te sientes infravalorado por tus compañeros? Cada una de estas emociones tiene matices diferentes y, por lo tanto, estrategias distintas para manejarlas.

La frustración, por ejemplo, puede indicar una barrera o

un obstáculo que te ves incapaz de superar. Reconocer esto puede llevarte a buscar soluciones prácticas, como pedir ayuda o reorganizar tus prioridades. El enfado, por otro lado, puede surgir de sentirte tratado injustamente, lo cual podría requerir una conversación franca con la persona involucrada para resolver el conflicto. El cansancio podría señalar la necesidad de un descanso o un ajuste en tu rutina, mientras que la tristeza podría ser una señal de que te conviene conectar con tus seres queridos o realizar actividades que te brinden alegría.

Ser preciso en la descripción de tus emociones también puede mejorar tus relaciones interpersonales. Cuando compartes tus sentimientos de manera clara y específica, las personas a tu alrededor pueden entender mejor tu perspectiva y responder de forma más adecuada. Decir: «Me siento frustrado porque no hemos logrado los objetivos que nos propusimos» es mucho más útil que un vago «Estoy molesto». La primera declaración no solo comunica tu emoción, sino también la causa, lo que permite a los demás comprender tu punto de vista y posiblemente ayudarte a encontrar una solución.

Además, la precisión emocional puede reducir la intensidad de las emociones negativas. Los estudios han demostrado que poner nombres a nuestras emociones puede disminuir su impacto. Este proceso, conocido como «etiquetado afectivo», activa áreas del cerebro que ayudan a regular las emociones, lo que hace que te sientas más en control. Por ejemplo, con un «Me siento ansioso porque tengo una presentación importante mañana», estás reconociendo y validando tu emoción, lo que puede disminuir su poder sobre ti.

Ideas para enfocarte

· Aprende a describir tus emociones

Los límites de tu lenguaje son los límites de tu mundo. Este concepto sugiere que la capacidad de comprender y comunicar ideas está directamente vinculada a la riqueza y precisión del lenguaje que usamos. Existe un debate científico sobre si fue el cerebro el que creó el lenguaje o si, por el contrario, el desarrollo del lenguaje permitió la evolución del cerebro tal como lo entendemos hoy. Algunos científicos argumentan que el cerebro humano desarrolló la capacidad de lenguaje como una herramienta para la supervivencia y la adaptación al facilitar la comunicación y la cooperación entre individuos.

Por otro lado, hay teorías que sugieren que el establecimiento de un lenguaje complejo y estructurado permitió al cerebro acceder a conceptos abstractos y desarrollar capacidades cognitivas avanzadas. En este sentido, el lenguaje no solo sería un producto del cerebro, sino también un motor de su evolución. Gracias al lenguaje, podemos conceptualizar ideas complejas, reflexionar sobre nuestro pasado y planificar nuestro futuro, lo que ha sido fundamental para el progreso humano.

Saber describir con exactitud lo que te ocurre puede ser el inicio de resolución de un conflicto. Así, si tienes una fobia y dices que no puedes hacer algo debido a esa fobia, estás obviando la idea de que algo te da mucho miedo en realidad y decides no hacerlo por temor a las consecuencias. Si te dices que no puedes con la vida, o que estás tocando fondo, ¿qué es lo que realmente quieres decir?

Tocar fondo puede significar diferentes cosas para

diferentes personas, pero, en términos operativos, generalmente implica llegar a un punto donde las circunstancias se han vuelto tan difíciles que sientes que no puedes seguir manejándolas de la manera habitual. Es una sensación de desesperanza y de agotamiento emocional, donde las estrategias previas de afrontamiento ya no parecen ser efectivas. Necesitas un cambio...

· **No todo lo que ves es todo lo que hay**

Dos sherpas decidieron escalar la misma montaña, cada uno por una ladera diferente. Uno tomó la ladera norte, cubierta de nubes, viento fuerte y lluvia constante. El ascenso era difícil, con frío intenso y visibilidad casi nula. El otro sherpa eligió la ladera sur, donde el sol brillaba y el cielo lucía despejado. Disfrutaba de un clima agradable y una vista clara mientras subía.

A medida que avanzaban, se comunicaban por walkie-talkie. El sherpa del norte describía el mal tiempo y las dificultades, mientras el del sur hablaba de sol y buen clima. Cada uno encontraba difícil creer que el otro estaba en la misma montaña. «Aquí el sol brilla», decía uno. «Aquí el viento es insoportable», respondía el otro. Finalmente, llegaron a la cima, reconociendo que aceptar y validar las experiencias ajenas es crucial para entenderse y colaborar.

Aceptar que otras experiencias diferentes a las nuestras son reales y tienen su verdad nos permite entender el mundo de manera más amplia y eficaz. Que dos experiencias sean diferentes no significa que no sean reales. Las montañas que escalamos suelen tener distintas caras.

Polarización

El pensamiento polarizado, o pensar en blanco y negro, es como mirar el mundo a través de un filtro que solo deja pasar dos colores. Nos pasa a todos en algún momento: algo va mal y de repente pensamos que todo siempre sale mal, o alguien nos decepciona una vez y decidimos que nunca se puede confiar en esa persona. Este tipo de pensamiento es una distorsión cognitiva, un error de razonamiento en el que caemos sin darnos cuenta, procesando de forma equívoca la información que nos proporciona la realidad. Este error nos lleva a experimentar perturbaciones emocionales y a describir realidades en términos extremos y generales, como «Todo me sale mal» y «Siempre salgo perdiendo». Estas son maneras simplistas de ver la vida que no hacen justicia a la complejidad del mundo real.

Desde pequeños, aprendemos a dar sentido al mundo basándonos en lo que nos enseñan nuestras figuras de referencia. Con el tiempo, estas lecciones se convierten en una especie de programa automático que no cuestionamos; simplemente actuamos de acuerdo con él. A menudo, este pensamiento se desarrolla a partir de un bloqueo emocional, producto de experiencias mal resueltas, y nos lleva a adoptar una postura de víctima porque creemos que somos receptores pasivos de daños y que no podemos hacer nada al respecto.

Adolf Eichmann fue uno de los principales organizadores del Holocausto. Como oficial de alto rango en las SS, Eichmann fue responsable de la logística de la deportación masiva de judíos a los campos de exterminio. Después de la Segunda Guerra Mundial, Eichmann huyó y vivió oculto hasta que agentes israelíes lo capturaron en Argentina en 1960. Fue llevado a juicio en Jerusalén, acusado de crímenes contra la humanidad. Fue ejecutado en 1962.

La filósofa política Hannah Arendt cubrió el juicio de Eichmann para la revista *The New Yorker*, y posteriormente escribió el ensayo *Eichmann en Jerusalén: un informe sobre la banalidad del mal*. En su obra, Arendt introdujo el concepto de «la banalidad del mal» cuando argumentaba que Eichmann no era un monstruo diabólico ni un fanático ideológico, sino un burócrata banal que simplemente cumplía órdenes sin cuestionar la moralidad de sus acciones.

Arendt observó que Eichmann, lejos de ser un demonio fanático, era un hombre común que actuaba dentro de un sistema totalitario sin reflexionar sobre las consecuencias de sus actos. Esto resalta cómo la polarización extrema y la obediencia ciega a la autoridad pueden llevar a individuos ordinarios a cometer atrocidades.

La polarización, en este caso, se manifiesta en la división absoluta entre *nosotros* (los arios) y *ellos* (los judíos y otros grupos perseguidos). Esta dicotomía fue utilizada por el régimen nazi para justificar el genocidio y otros crímenes. Eichmann y muchos otros funcionarios nazis internalizaron esta polarización, actuando sin cuestionar la moralidad de sus acciones debido a su inmersión en una ideología deshumanizadora.

Superar este tipo de pensamiento implica asumir una nueva perspectiva sobre nuestra historia y lo que somos ahora. Significa dejar de vernos como víctimas y aceptar que somos responsables no solo de lo que nos sucede sino, más importante aún, de cómo lo abordamos. Todos tenemos pensamientos irracionales de vez en cuando, pero lo importante es reconocerlos. Una vez que sabemos que estamos pensando de manera polarizada, podemos empezar a trabajar en el modo que nos permita ver el mundo de una manera más matizada y rica.

Idea para enfocarte

· **Aprende a pensar en términos inclusivos**

El pensamiento polarizado divide las experiencias en categorías opuestas, como bueno o malo. Usar «y» en lugar de «o» permite reconocer que dos sentimientos o pensamientos pueden coexistir, incluso si parecen contradictorios. Esto ayuda a aceptar la complejidad de nuestras emociones y a evitar la polarización. Por ejemplo, en lugar de pensar: «Tengo miedo de hablar en público» o «Quiero hacerlo», puedes pensar: «Tengo miedo de hablar en público y, a la vez, quiero hacerlo». Es posible sentir miedo por la posibilidad de hacer el ridículo y al mismo tiempo desear la oportunidad de compartir tus ideas. De manera similar, en lugar de: «Siento envidia de su éxito» o «Me alegro por él», puedes pensar: «Siento envidia de su éxito y, a la vez, me alegro por él». Puedes envidiar las oportunidades que otro ha tenido y simultáneamente sentirte feliz por sus logros. Otra situación podría ser: «Estoy triste por mi pérdida» o «Estoy agradecido por el tiempo que tuvimos juntos», que se puede reformular como: «Estoy triste por mi pérdida y agradecido por el tiempo que tuvimos juntos». Es natural sentir tristeza por la pérdida de alguien querido y al mismo tiempo gratitud por los momentos compartidos.

Para practicar el pensamiento inclusivo, usa «y» en tus reflexiones, reconoce la complejidad de las emociones y practica la autoempatía. Por ejemplo, en una reunión donde tu colega recibe un elogio, en lugar de pensar: «Estoy celoso de él» o «Estoy contento por él», piensa: «Estoy celoso de su éxito y contento por él». Esto te permitirá reconocer y aceptar tus emociones complejas, reducir el estrés y mejorar tus relaciones.

Personalización

A menudo nos sentimos atacados verbalmente por los demás, imaginamos que nos miran mal o suponemos que critican algún aspecto de nuestra vida o comportamiento. Este fenómeno se conoce como personalización, una distorsión cognitiva que nos lleva a asumir la responsabilidad por hechos negativos sin fundamentos, a atribuirnos la culpa incluso cuando no somos responsables.

La personalización no solo confunde nuestra influencia sobre las personas con la capacidad de controlarlas, sino que también desencadena dos tipos de reacciones problemáticas. La primera es interpretar la situación como un peligro, lo que puede conducirnos a reaccionar con agresividad verbal o albergar sentimientos de odio y rencor debido a que nuestro ego se siente herido. La segunda reacción nos hace identificarnos con nuestro *agresor*, aceptar las críticas como verdades y atacarnos a nosotros mismos con pensamientos dañinos que distorsionan nuestra autoestima y valor personal.

Estas reacciones son indicativos de una autoestima baja o dañada y revelan una tendencia a confirmar nuestras inseguridades a través de las acciones de otros, con lo que perpetuamos así un malestar continuo e interno. Pero ¿qué ganamos con tomarnos una opinión o una crítica externa como algo personal? La realidad es que no nos beneficia en absoluto; más bien, nos atrapa en un ciclo de dolor autoinfligido y distorsión de la realidad.

Primero, es crucial reconocer que no todo lo que la gente dice o hace está relacionado con nosotros, ya sea de manera positiva o negativa. Entender esto puede liberarnos de muchas cargas innecesarias. La mejor forma de manejar la personalización es darse un momento para reflexionar y comprender lo que realmente está sucediendo, sin las deformaciones que a veces imponemos a la realidad.

Una estrategia efectiva es tomarse cada situación como una oportunidad para conocernos mejor, identificar qué aspecto de la crítica nos ha afectado y decidir si vale la pena trabajar en ello. Permitirnos actuar desde la calma y responder con asertividad puede transformar estas situaciones en oportunidades para el crecimiento personal.

«Alguien puede meterte el dedo en la llaga y hacerte daño, pero si procuras curar la llaga, su dedo no te molestará especialmente». Este enfoque no solo nos ayuda a curar nuestras heridas internas, sino que también nos empodera para manejar mejor las interacciones futuras al asegurar que las acciones de otros no perturben nuestra paz interior.

La personalización es una distorsión cognitiva donde las personas tienden a interpretar eventos neutrales o incluso aleatorios como directamente relacionados con ellas mismas. Este tipo de pensamiento puede hacer que alguien se sienta como si fuera el centro del universo: cree que todo lo que sucede a su alrededor tiene que ver directamente con ellos. Este error en el procesamiento de la información puede llevar a esa persona a sentirse injustamente perseguida o a considerarse responsable por el bienestar de otros, lo que influye significativamente en su estado emocional.

Cuando personalizamos, transformamos incidentes cotidianos, como alguien que no nos saluda o un mal día en el trabajo, en pruebas de que el mundo está contra nosotros o de que somos incapaces de realizar nuestras tareas. A menudo, esto se acompaña de pensamientos absolutos y extremos, que enfatizamos con palabras como «siempre», «nunca» o «todos», que refuerzan la percepción de ser objeto de ataques personales o de tener una constante mala suerte. Esta forma de pensar no solo aumenta la ansiedad y la tristeza, sino que también puede conducir a problemas más profundos como la depresión, ya que promueve una visión del mundo y de uno mismo altamente negativa y distorsionada. Es importante destacar que no todo comportamiento negativo hacia nosotros constituye personalización. Cuando las acciones están claramente dirigidas a dañarnos y son explícitas, es esencial buscar ayuda adecuada y establecer límites firmes.

Para combatir la personalización, es útil adoptar una perspectiva más objetiva y despersonalizada de los eventos. Esto incluye reconocer que, aunque nos sintamos el foco de ciertas situaciones, raramente las personas dedican tiempo y energía a hacernos daño deliberadamente. Muchas veces, solo nos encontramos en situaciones desafortunadas que podrían haberle ocurrido a cualquiera. Es crucial también aprender a distinguir entre lo que está y no está bajo nuestro control. La felicidad de los demás, por ejemplo, no es algo que podamos garantizar, y creer lo contrario solo añade una presión innecesaria y poco realista sobre nosotros. Reconocer nuestras limitaciones y aceptar que no podemos controlar todo es un paso fundamental hacia la madurez emocional y el bienestar.

Al cambiar nuestra manera de interpretar los eventos y al usar un lenguaje menos absoluto y más matizado, podemos comenzar a ver la vida en una variedad de tonos más allá del blanco y el negro. Esta apertura a la complejidad de las situaciones y a la incertidumbre nos permite vivir con menos presión y más aceptación, así que nuestra salud emocional y nuestras relaciones mejoran.

Idea para enfocarte

· **Recuerda que cada uno está librando su propia batalla**
Recordar que cada persona está lidiando con sus propias dificultades y desafíos puede ayudarnos a evitar este sesgo. Por ejemplo, en el trabajo, si tu jefe parece distante y no te saluda por la mañana, en lugar de pensar: «Debe estar enojado conmigo», puedes recordar que cada uno libra su propia batalla; así, es posible que tal vez está preocupado por un tema personal o soporte mucho estrés laboral. En una amistad, si un amigo no responde a tus mensajes durante varios días, en vez de decirte: «Debe estar evitándome porque hice algo mal», recuerda que cada uno libra su propia batalla, así que a lo mejor está ocupado, pasa por un momento difícil o simplemente necesita tiempo para sí mismo.

Catastrofización

Durante la guerra de Vietnam, el uso de drogas, especialmente la heroína, se volvió muy común entre los soldados estadounidenses. Esto generó una gran preocupación en el país, ya que se temía que, al regresar a casa, estos soldados continuarían con su adicción, lo que podría resultar en una crisis de salud pública masiva.

Lee N. Robins fue la encargada de estudiar este fenómeno. Sus hallazgos fueron sorprendentes y contrarios a las expectativas populares. En su estudio, publicado en los años setenta, Robins descubrió que, aunque un alto porcentaje de soldados (cerca del 20 por ciento) había consumido heroína en Vietnam, la mayoría de ellos no continuó drogándose una vez que regresaron a Estados Unidos. Más específicamente, alrededor del 95 por ciento de los que habían consumido heroína en Vietnam no se convirtieron en adictos o dependientes de la droga al volver a su país.

Uno de los aspectos cruciales que Robins identificó fue el papel del entorno en la adicción. En Vietnam, muchos soldados se drogaban como una forma de huir de la dura realidad y del estrés del combate. Sin embargo, al volver a un ambiente más estable y menos traumático, la mayoría pudo dejar la heroína sin las intervenciones médicas significativas que se habían anticipado. Este hallazgo fue fundamental para desarrollar una comprensión más matizada de cómo el contexto y el entorno influyen en el comportamiento adictivo.

Es bastante común en los seres humanos anticipar lo peor. Esto no solo parece ser una tendencia natural, sino que, como hemos discutido anteriormente, podría tener raíces evolutivas que favorecen la supervivencia. El esperar lo peor no solo nos alerta ante posibles peligros; también nos ofrece una especie de consuelo psicológico: nos hace sentir que tenemos algún control sobre lo incierto.

Esta sensación de control es curiosamente reconfortante, incluso si se basa más en la percepción que en la realidad. Al pensar en los problemas y visualizar los peores escenarios, nos sentimos preparados, como si pudiéramos influir en el curso de los acontecimientos solo por el hecho de haberlos considerado. Es un mecanismo de defensa que nos ayuda a manejar la ansiedad sobre lo desconocido. Sin embargo, es ilusorio, ya que la respuesta a la mayoría de los problemas se dará en un tiempo y espacio diferentes al momento en el que lo estamos planeando, y es muy probable que hasta que no estemos en la situación no dispongamos de los recursos necesarios para afrontarla.

Tendemos a querer mantener nuestros miedos y amenazas dentro de nuestro campo visual. Esta necesidad no es solo literal, sino también figurativa. Creemos que si podemos *ver* o anticipar lo que nos amenaza, seremos capaces de prever hacia dónde se dirige y cómo podría afectarnos. Al hacer esto, pensamos que podemos esquivar o afrontar mejor el peligro, lo que nos brinda una sensación de mayor seguridad y control sobre nuestras circunstancias.

Ideas para enfocarte

1. «No es el sufrimiento lo que nos duele, sino nuestra resistencia al sufrimiento». Procura no echar más leña al fuego diciéndote lo horrible o terrible que es lo que podría suceder. Céntrate en tus recursos, no en la amenaza.
2. «La mente es como un paracaídas, solo funciona si está abierta», como dijo Charles Dickens. Si no puedes resolverlo ahora, entiende que tu mente no está en disposición de ofrecer soluciones. La realidad te dará soluciones que la imaginación quizá te niegue. Lo que imaginas es inconmensurable, la amenaza es finita.

Un lenguaje interior

Un niño pequeño, cuando juega con sus juguetes, tiende a narrar no solo las acciones que realiza, sino muchas veces sus propios pensamientos. Muchos de los pensamientos son fruto de las voces que ha estado escuchando durante su vida. El niño poco a poco va formando una voz interior que le acompañará para siempre.

Así que no estás solo, estás acompañado de tus diálogos. Estos no siempre son fáciles de percibir, pero están ahí de una manera u otra.

Quizá sea importante distinguir entre lo que no quiero que pase y lo que sí quiero que suceda.

Constructores de la realidad

Algunas personas tienen el don de atraer la luz del sol, mientras otras parecen convocar tormentas. Antes de que pienses que podemos derivarnos hacia la ley de la atracción, vamos a tratar de entender esta historia:

En una ciudad de América Latina, se disfrutaba de condiciones de vida excepcionales. Sin embargo, los medios de comunicación comenzaron a advertir sobre la posibilidad de una hambruna devastadora. Impulsados por el temor, miles de campesinos abandonaron sus campos y su actividad agrícola, creían que así podrían escapar o prepararse mejor para la crisis anunciada. Esta reacción masiva, en lugar de salvaguardar a la población, terminó provocando la misma hambruna que los medios habían predicho. La historia ilustra cómo el miedo y las expectativas negativas pueden llevar a las comunidades a tomar decisiones que, irónicamente, materializan sus peores temores.

La profecía autocumplida, también conocida como efecto Pigmalión o profecía que se cumple a sí misma, es un fenómeno psicológico y sociológico donde las expectativas o creencias sobre un evento o comportamiento pueden influir en las acciones que conducen a que ese evento o comportamiento se materialice efectivamente. Este concepto fue popularizado por el sociólogo Robert K. Merton en 1948, aunque sus raíces pueden rastrearse hasta antes, incluyendo su uso en la literatura y la mitología.

The Luck Factor, publicado en 2003, es un libro escrito por el psicólogo Richard Wiseman. En este trabajo, el autor explora el concepto de suerte, desafía la idea de que es un fenómeno misterioso y completamente fuera de nuestro control. Basándose en años de investigación experimental, propone que la suerte, en gran medida, puede ser entendida y, más importante aún, influenciada por nuestras acciones y actitudes.

Wiseman identifica cuatro principios básicos que las personas consideradas afortunadas comúnmente practican en sus vidas:

1. **Maximizar las oportunidades:** las personas afortunadas son más abiertas a nuevas experiencias, tienden a ser más sociables y mantienen una actitud más relajada hacia la vida, lo que aumenta la probabilidad de tener encuentros fortuitos y descubrir oportunidades.

2. **Escuchar a la intuición:** aquellos que son considerados afortunados suelen ser más propensos a escuchar sus corazonadas y a tener una fuerte conexión con su intuición, que utilizan como guía en la toma de decisiones.

3. **Expectativas positivas:** mantener una expectativa positiva hacia el futuro ayuda a las personas afortunadas a

perseverar en la búsqueda de sus objetivos, incluso frente a los desafíos, lo que al final lleva a resultados más favorables.

4. **Resiliencia ante la adversidad:** las personas afortunadas no son inmunes al infortunio, pero su manera de interpretar y reaccionar ante los eventos adversos difiere. En lugar de dejarse abatir, tienden a buscar el lado positivo, aprenden de sus experiencias negativas, lo que les permite crecer.

Si eres amante de las fábulas, seguro que no te habrá pasado desapercibida la historia de la sopa de piedras. Esta historia ha ido transfiriéndose a diferentes culturas y contextos, aunque la primera mención que tenemos la encontramos en las memorias de madame du Noyer, que se publicaron en 1720.

En esencia, la historia cuenta la llegada de dos jesuitas hambrientos a una población que, en principio, no es amigable ni piensa darles de comer. En lugar de enfadarse, los jesuitas deciden llenar un caldero con agua, colocarle unas piedras y calentarlo en el fuego. Los lugareños se extrañan del inusual proceder de los religiosos y les preguntan por su comportamiento. Estos explican que están haciendo una sabrosa sopa de piedras. Esta respuesta atrae la curiosidad de unos y otros que, con diferentes motivaciones, se dirigen al improvisado sucedáneo de guiso. Unos, con el afán de burlarse, y otros, con ánimo corrector, pero todos van añadiendo ingredientes a la sopa para mejorar su sabor, con lo que la aparente locura termina produciendo sus frutos adoptando la forma de una sabrosa sopa de piedras.

Cuando la historia llegó a Portugal, esta se desarrollaba en los alrededores de la población de Almeirim. A día de hoy, no hay restaurante que se precie en la zona que no sirva su famosa sopa de piedra.

Wiseman nos hace ver que quienes terminan logrando sus metas no obtienen esos resultados por azar o por factores tan poco claros como la cansina fuerza de voluntad, porque ¿qué es eso? ¿Una fuerza de verdad, un maná que algunos poseen y del que otros andan escasos? Este psicólogo, que también es mago, decidió estudiar el comportamiento de 400 personas. Se las sometió a diferentes pruebas de personalidad para dividirlas en dos estilos cognitivos, dos formas de pensar. A nuestra izquierda, con 95 kilos de pesimismo, estarían aquellos que sentían que la vida nos les había tratado nada bien, y a nuestra derecha, con peso pluma, encontraríamos a los que, por el contrario, se habían sentido afortunados.

¿Qué significa que ciertas personas están más predispuestas para ver las oportunidades? En esencia quiere decir que algunas personas que se ven como desafortunadas tienen ya una serie de esquemas mentales que les hacen ignorar la información que no es congruente con su creencia. Seguramente sea fácil de explicar con este ingenioso experimento que diseñó Wiseman para la ocasión. Se les proporcionó un periódico a cada participante, y se les encargó que contasen las fotos. Los desgraciados tardaban bastante más que los afortunados. ¿Por qué?

El psicólogo había insertado un letrero en la segunda página, que ocupaba la mitad de la hoja, que decía: «Deja de contar, hay 43 fotos en el periódico». En las páginas centrales incluyó un segundo anuncio con la siguiente recomendación: «Deja de contar, dile al investigador que has visto esto y ganas 250 dólares». Los desafortunados pasaron en general por los dos anuncios sin percatarse de su existencia.

Las personas que puntúan más bajo en esta escala de la

desesperanza suelen tener una serie de creencias previas, que, como hemos dicho, les hace fijarse en los acontecimientos que se parecen más a su forma de ver la vida. Además, suelen padecer ansiedad con mayor frecuencia, y a estas alturas de la película sabemos que el cerebro que tiende a generarla suele estar menos centrado en la tarea y más pendiente de las amenazas ambientales.

Pero antes de que algún miembro del país de los desdichados nos acuse de pensamiento mágico, y de ver unicornios, hay que señalar que no solo es ver, sino que una de las diferencias principales entre ambos grupos se producía en cómo hacen las cosas. ¿Y qué hacen? Pues parece ser que están más dispuestos a variar su realidad. No siempre escogen el mismo camino para llegar a casa ni cenan siempre en el mismo restaurante. Hacer siempre lo mismo y esperar diferentes resultados es la definición de inconsciencia más pura que hay.

Las profecías autocumplidas son aquellas que terminan cumpliéndose por la misma creencia que tenemos en ellas.

Cuentan que Pigmalión, rey de Chipre, buscó durante mucho tiempo a la mujer perfecta. Para ello, anduvo hasta alcanzar los confines de la tierra, pero su búsqueda no le llevaba a ninguna parte porque siempre encontraba algún defecto en sus pretendientes: una era soberbia; otra, demasiado distraída; y aquella que parecía tenerlo todo no correspondía a su amor. Al final, frustrado por el fracaso de sus pesquisas, decidió dedicar su tiempo a esculpir sus sueños en forma de preciosas esculturas. La más hermosa de sus creaciones se llamaba Galatea. Pigmalión terminó enamorándose de ella; claro que era difícil estar enamorado de una estatua a la que solo podía admirar. También cuentan que Afrodita, conmovida, le concedió la posibilidad de hacer realidad su deseo y transformó la piedra en carne. Le dijo al rey: «Mereces la felicidad, una felicidad que tú mismo has plasmado. Aquí tienes a la reina que has buscado. Ámala y defiéndela del mal». Y así fue como Galatea se convirtió en humana.

Quizá nos suene Pinocho, *My Fair Lady* o *Pretty Woman*. Las tres son, en esencia, la misma versión de la historia. El ser humano tiende a enamorarse de sus propias ideas y suele costarle aceptar las ideas ajenas. Acabamos considerando a nuestras creencias como nuestros hijos o amantes, y nos cuesta mucho aceptar que son solo eso, creencias.

Por último, Wiseman afirmaba que los afortunados suelen tener actitudes resilientes. Vamos a indagar un poco más en esta palabra.

Ron Kovic recibió dos disparos, uno en el pie, que le hizo caerse, y otro en la médula, que seccionó su vida en dos: lo dejó en una silla de ruedas cuando era sargento del cuerpo de los marines durante la guerra de Vietnam. Para un joven de diecinueve años, con toda una vida por delante, volver en esas condiciones supuso una profunda crisis personal. No obstante, quizá lo más duro fue el regreso a una nación que no veía con buenos ojos la intervención militar en un país que estaba a miles de kilómetros. Kovic sintió que su sacrificio había sido en vano, lo que le sumió en un periodo de alcoholismo, rabia, drogas y profunda depresión. Postrado en una silla de ruedas, sin posibilidad de sentir nada de cintura para abajo y unos ideales rotos por la realidad de una guerra donde se asesinaba a mujeres y niños, su vida perdió el sentido que había tenido en su juventud.

Las respuestas las encontró Kovic cuando se dio cuenta de que su experiencia podía servir para que Estados Unidos dejase de enviar a otros jóvenes a matar y morir en una tierra que jamás les perteneció, persiguiendo unos ideales que nunca fueron realmente suyos. El que otrora fuera un sargento condecorado con el corazón púrpura se convirtió en uno de los activistas por la paz más conocidos. En el año 2003 encabezó las protestas contra la intervención estadounidense en Irak, cuando George W. Bush realizó una visita a Londres. En Trafalgar Square, rescató un fragmento de su relato:

«La cicatriz siempre estará ahí de por vida y siempre me recordará esa guerra, pero también se ha convertido en algo hermoso, en fe, en esperanza y en amor. A mí me han dado la oportunidad de pasar mi alma a través de una noche a una nueva tierra, para obtener un entendimiento y el conocimiento de una visión totalmente diferente. Me creen ahora que he sufrido por una razón y de muchas maneras he encontrado el motivo de mi compromiso con la paz y la no violencia. Mi vida ha sido una bendición encubierta, aun con el dolor y la gran dificultad de saber que mi discapacidad física continúa. Es una bendición hablar en nombre de la paz, para poder llegar a un gran número de personas».

Si realizamos una definición operativa, que quizá resulte aún más interesante, la resiliencia es ser capaz de persistir sobre nuestros objetivos, reforzar nuestras metas y no dejarnos distraer por las moscas con las que tenemos que lidiar en el camino.

De acuerdo, sabemos que tenemos la actitud necesaria, pero ¿qué nos ayuda a persistir en nuestro objetivo?

Wiseman realizó un estudio en 2007 con 3.000 personas que en Nochevieja se habían propuesto bajar de peso, dejar de fumar o ir al gimnasio. Aunque el 52 por ciento confiaba en sus posibilidades para llevar a cabo estos cambios, solo el 17 por ciento logró su objetivo. No es tan fácil, ¿verdad?

La fuerza de voluntad es lo que en psicología llamamos constructo, es decir, una etiqueta que utilizamos para describir a las personas que realizan una serie de conductas que, en este caso, nos indican tesón y persistencia. Pero precisamente es importante explicar a qué nos referimos con fuerza de voluntad para no caer en explicaciones circulares, por ejemplo: «María es muy persistente en su carrera porque tiene mucha fuerza de voluntad y podemos decir que tiene mucha fuerza de voluntad porque persiste». Error.

La fuerza de voluntad es la capacidad del individuo de persistir en actividades, objetos o conductas que no reportan un beneficio inmediato, pero que, sin embargo, tendrán, o al menos eso creemos, consecuencias positivas en el futuro. Precisamente por eso nos las proponemos y persistimos. Es decir, tener fuerza de voluntad implica emitir conductas que no serán reforzadas a corto plazo, pero sí lo harán a medio/largo plazo. Por ejemplo, no comer ese pastel que me llama a gritos por el escaparate de la panadería para sentir que estoy trabajando para tener un cuerpo más sano.

La fuerza de voluntad es finita, y, aunque podemos entrenarla, no suele ser muy recomendable ponerla a prueba todo el tiempo, pues acabamos por gastarla. Se ha comprobado que al final del día la gente es más propensa a saltarse la dieta, tener más ataques de ira y cometer mayor número de infidelidades. Parece que, si ya hemos tenido que utilizar nuestra voluntad en otros momentos del día, cada vez es más difícil sucumbir a la tentación. Quizá el aspecto más importante para entenderlo es que las personas que parecen tener mayor fuerza de voluntad son las que menos la ponen a prueba, ya que prefieren utilizar estrategias que no gasten tanta energía:

· En primer lugar, aconsejaríamos contar con un buen plan, con objetivos concretos. En un estudio realizado con cinco mil participantes, se comprobó que las personas que se rendían antes eran aquellas que habían ajustado peor sus expectativas. Dividir las metas en submetas consigue que nuestros circuitos de recompensa de dopamina se activen, lo que permite disfrutar de una gasolina extra. Olvidémonos del tedioso adelgazar, ser más feliz o estar bien, y prefiramos bajar dos kilos este mes, realizar una actividad distinta cada sábado o llamar tres veces a la semana a diferentes amigos.

· En segundo lugar, compartir tus objetivos hace que se refuercen los compromisos que tenemos con ellos. El refuerzo social es una clave importante que ya han sabido incorporar muchas aplicaciones y programas de motivación. Por ejemplo, más del 70 por ciento de los participantes en un estudio de la Dominican University de California cumplieron sus objetivos después de escribirlos y enviárselos a un amigo. De entre los que no se lo contaron a nadie, solo el 35 por ciento tuvo éxito.

· Centrarse en los beneficios que nos reportará conseguir nuestros objetivos parece ser una buena forma de incentivarlos. Hay personas que se enfocan más en el fracaso o en las posibles consecuencias negativas que se producirán si no consiguen realizar determinada tarea. Esta forma de pensar repercute negativamente en los resultados finales. En lugar de eso, es mejor enumerar los efectos positivos que conlleva esa tarea.

· ¿Sirven de algo las visualizaciones positivas? Durante los años noventa se desarrolló una fuerte creencia en la visualización como forma de lograr nuestras metas. Así, mirarnos al espejo e imaginarnos triunfantes y poderosos, realizar afirmaciones positivas en las que conseguíamos aquello que deseábamos, terminó convirtiéndose casi en un tic cultural. Pero resulta que tenemos malas noticias para los abanderados del pensamiento Disney: ningún estudio encuentra una correlación positiva entre ese imaginarnos al final del camino y la consecución de nuestras tareas. Es más, incluso podría resultar perjudicial. En un estudio realizado por Lien Pham y Shelley Taylor, de la Universidad de California, se propuso a un grupo de estudiantes que pasaran un tiempo al día imaginando que iban a sacar una nota alta en el siguiente examen, además de anotar el tiempo de estudio. Por otra parte, se pidió a un grupo de control que no hiciera ninguna visualización. Los que imaginaban la nota más alta tuvieron peores resultados y dedicaron menos horas de estudio.

5

La historia de un mahout

En el calor del mediodía, el camino se desdibujaba ante Nayan y Bodhi, su elefante blanco. Pero frente a ellos, la travesía tomó un giro inesperado. Una vaca, inmóvil en su contemplación, bloqueaba el camino.

La vaca masticaba lentamente, sus ojos perdidos en el horizonte de la indecisión. El prado a un lado ofrecía una hierba de un verde intenso, promesa de frescura y vida. Al otro lado, el campo se extendía bañado por el sol, sus matices dorados prometiendo calor y confort. Sin embargo, la vaca permanecía ahí, paralizada por la abundancia de opciones, incapaz de decidir, como atrapada en un bucle eterno de rumiación.

Nayan observó cómo Bodhi, reflejo de su propia mente, se detenía también, confundido por la vaca. Su inmovilidad era un espejo de las meditaciones. El mahout pudo entender que, para que el elefante siguiese su camino, primero debía hacer que la vaca se moviese, debía romper su inmovilidad.

Bajó del elefante y se acercó al animal, observó su mirada perdida, no parecía estar ahí. Poco a poco fue captando su atención..., hasta que se acercó y lo acarició. Susurró algo a los oídos del rumiante, y finalmente este se apartó del camino.

¿Quieres saber qué ayudó a la vaca en su indecisión? Pues de esto va este capítulo.

Romper la cuarta pared

Cuando estamos viendo una obra en el teatro, o estamos viendo una película y somos el público, estamos asistiendo a la representación de una historia. Nos reímos, nos emocionamos, nos aburrimos o contemplamos indiferentes el relato de lo que ocurre frente a nosotros. Somos testigos de las reacciones de los actores y ponemos más o menos empatía, podemos identificarnos a veces con ellos, pero tenemos muy claro que no somos los actores. Sin embargo, a veces la magia del espectáculo utiliza un recurso que cambia esta relación. En ocasiones, el actor deja de actuar y se dirige al público. Por ejemplo, en las películas de Scorsese, como *Uno de los nuestros* o *El lobo de Wall Street*, los actores se dirigen a nosotros y nos hablan o nos hacen partícipes de sus secretos. Este recurso ya se ve en las obras de Shakespeare, donde aparece a veces la figura de un narrador que explica al público hechos importantes de la trama. En esos momentos se dice que el actor ha roto la «cuarta pared». Por lo general existe un pacto tácito, en el que tradicionalmente los actores proceden como si esta pared existiera, actuando como si el público no estuviese allí, manteniendo la ilusión de que están inmersos en su realidad ficticia. Actúan simulando que los personajes no son conscientes de que hay un público, pero al romper esa cuarta pared en nuestra mente podemos dar un paso atrás y observar cómo pensamos y reaccionamos, similar a cómo un actor puede salir de su personaje y hablar directamente a los espectadores. Esto nos da una perspectiva más amplia y nos ayuda a entender mejor nuestros procesos mentales y emocionales.

Intenta ahora imaginar la última vez que te enfadaste por algo. Recuerda cómo eran tus reacciones, el fuego que recorría tu cuerpo, tu indignación... Ahora puedes observarte desde una posición de observador, pero no necesariamente has de estar enfadado. Trata de fijarte ahora en las razones por las cuales te habías enfadado, porque si te descuidas y vuelves a contactar con esas razones y a darles legitimidad, vas a empezar a ser un actor del enfado. Has pasado de pensar en el enfado a estar enfadado. Vuelve otra vez atrás al momento en el que te habías cabreado como una mona, intenta retener esta vez tu posición de observador. No es nada fácil, ¿verdad?

Voy a introducir una palabra que suena a ciencia ficción: metacognición. En la metacognición, tomamos un paso atrás para observar, analizar y evaluar cómo pensamos, cómo aprendemos y cómo reaccionamos emocionalmente a diversas situaciones, algo similar a cómo un actor puede salir momentáneamente de su personaje para interactuar con el público. Esta *pausa* en la acción nos permite adquirir una perspectiva más amplia sobre nuestras propias experiencias mentales y comportamientos, y facilitar así un entendimiento más profundo de nosotros mismos.

No eres tus pensamientos, eres alguien que genera pensamientos. No eres tu enfado, eres alguien que siente enfado. A veces, solo a veces, cuando consigues romper la cuarta pared pasas de actor a observador.

Para el observador, el contenido de los pensamientos no es tan importante como la función que esos pensamientos tienen en nosotros. ¿Recuerdas ahora que eres un mahout? Puedes ser el jinete, esa metaconciencia que guía al elefante, a pesar de las distracciones del mono.

A veces la mente se mira al espejo. No es lo mismo estar enfadado por algo que saber que estás pensando que algo te está enfadando, ¿verdad? En el primer caso eres tu pensamiento, te fundes con él. En el segundo caso eres consciente de tu pensamiento, puedes observarlo sin serlo.

«Pienso, luego existo» es la histórica frase de Descartes que sirvió para expresar uno de los principios filosóficos fundamentales de la filosofía moderna. En unos tiempos en los que el conocimiento y la sabiduría son la puerta al progreso y la evolución de la humanidad, en los que lo racional parece más adaptativo que lo irracional para orquestar nuestros comportamientos, y en los que *recolocar* nuestro cerebro a base de reflexionar es considerado uno de los métodos más apreciados para sobrellevar mejor nuestras circunstancias, se nos cuela entremedias una interesante palabra: hiperreflexividad. ¿Qué es? ¿Nos es de ayuda? ¿O por el contrario nos perjudica? ¿Puede llevarnos a desarrollar un trastorno mental? Quizá podríamos responder a Descartes: «A veces analizo demasiado, luego me paralizo».

Hiperreflexividad

La historia de Adán y Eva en el paraíso produce una dualidad interesante, en parte porque es un relato de emancipación al ser la primera vez que toman una decisión prohibida, y en parte porque representa el inicio de muchos de los problemas que nos aquejan. En el relato bíblico, la manzana representa el conocimiento y la conciencia de uno mismo, un despertar de la inocencia hacia la autoconciencia. Cuando Adán y Eva comen del fruto del árbol del conocimiento, se vuelven conscientes de su desnudez y de su individualidad, con lo que marcan el inicio de su sentido del *yo*, donde el ser humano empieza a verse a sí mismo como un ente separado y reflexiona sobre su existencia y acciones. Este nuevo estado de conciencia, sin embargo, no vino sin consecuencias. En la narrativa bíblica, el castigo de Adán y Eva por desobedecer a Dios y comer la manzana fue ser expulsados del paraíso. Este castigo puede interpretarse como una metáfora del precio de la autoconciencia. Con ese despertar del *yo* vino también la carga de la autorreflexión constante, de cuestionar nuestras acciones y pensamientos, lo que puede llevar a la ansiedad y al estrés. La hiperreflexividad, aunque es una señal de evolución y autoconocimiento, también puede convertirse en una prisión mental, donde el exceso de análisis nos lleva a la parálisis por el autojuicio.

«Hiperreflexividad»... Menuda palabra. Los psicólogos estamos acostumbrados a crear palabras, o coger palabras de otras disciplinas, que en mi opinión no son muy bonitas: «procrastinación», «resiliencia», «limerencia» (que entre nosotros es algo parecido a estar enamorado) son palabras que, normalmente, os he de confesar, no me gustan, más que nada porque las encuentro engorrosas y poco descriptivas. Por ejemplo, «procrastinación» me suena a todo menos a lo que significa, que es esa manera de postergar los problemas. Personalmente me suena a algo relacionado con látigos y cueros y cosas por el estilo.

Hoy os voy a traer una palabra que sí me gusta y me parece bastante descriptiva porque se adecúa bastante bien para explicar la causa de muchos de los trastornos de ansiedad: la «hiperreflexividad», entendida como autoconciencia intensificada en la que el sujeto se desvincula de las formas normales de implicación con la naturaleza y la sociedad tomándose a sí mismo como su propio objeto.

Vale, a lo mejor no me he explicado bien... Vamos a intentarlo otra vez.

Cuando te miras al espejo puedes observar tu rostro y reconocerlo. Sabes que la nariz que hay frente a ti no es exactamente tu nariz, sino que es el reflejo de tu órgano olfatorio. Pero a veces no estás solo observando tu mundo físico, estás observando tus ideas, tu pensamiento. Es decir, que de igual modo eres consciente ahora mismo de que estás leyendo y que estás pensando lo que sea que estés pensando.

En ocasiones la mente también se mira al espejo. No es lo mismo estar enfadado por algo que saber que estás pensando que algo te está enfadando, ¿verdad? En el primer caso eres tu pensamiento, te fundes con él. En el segundo caso eres consciente de tu pensamiento, puedes observarlo sin ser él.

Como su prefijo *hiper* indica, hiperreflexividad es una forma de reflexión incrementada, excesiva, y que se centra en uno mismo, en la que se intensifica la autoconciencia. Como apunta el psicólogo clínico y antiguo catedrático de Psicología de la Universidad de Oviedo Marino Pérez Álvarez, cuando la actividad de reflexionar se torna obsesiva y se centra en el sí mismo de manera casi constante, más que reflexionando estaríamos hiperreflexionando acerca de nosotros.

Esto en sí no es perjudicial. Es una capacidad mental que puede ser adaptativa (cuando uno se cuestiona algo y lo soluciona) o patógena (cuando uno se cuestiona algo de forma extremadamente analítica). Tanto es así que a veces nos quedamos bloqueados dudando de lo que inicialmente pusimos en duda. Conceptos como «rumiación», «obsesión» o «autofocalización del pensamiento» estarían relacionados con la hiperreflexividad. Pero si nos fijamos bien, no sería la consecuencia de estos procesos, sino que probablemente estos procesos se dan porque hemos desarrollado la hiperreflexividad.

Hiperreflexionar de forma sostenida en el tiempo tiene en sí mismo ciertas consecuencias para la persona:

· La metacognición en exceso nos encapsula, nos puede llegar a encerrar en una espiral. Creyendo que el cerebro será el único órgano válido para resolver nuestros enigmas (lo que a veces se ha denominado «cerebrocentrismo») vivimos con la mitad de la información, al intentar únicamente entender y solucionar los conflictos tan solo desde la cabeza. De tal forma que la información que nos brindan las sensaciones que experimentamos en el cuerpo, producto de los aprendizajes que hemos ido acumulando en el conjunto de nuestra historia de vida, pasan a ser menospreciadas para darle mayor foco e importancia a lo intelectual, o lo que es lo mismo, al mundo de las ideas y los pensamientos (incluidas creencias aprendidas e interpretaciones). En definitiva, a pesar de que nuestra experiencia interna sea producto de lo percibido a través de nuestro organismo al completo, solo daremos por válida y nos manejaremos con una parte de la información.

· Entrenamos y fortalecemos nuestra parte más obsesiva. El atender únicamente a las interpretaciones intelectuales favorece la creencia de que podremos resolver nuestras problemáticas vitales desde la lógica de las ideas, lo que *es razonable* o desde lo que *tendría que ser*. Como si fuese un problema de matemáticas, nos lanzamos a intentar solucionar nuestros conflictos sin tener en cuenta otras leyes que rigen nuestra interacción con el entorno. La teoría es una cosa, y la práctica siempre ha sido otra muy distinta, así que cuando queremos practicar apoyándonos tan solo en la teoría suelen surgir inconvenientes que no habíamos contemplado, lo que nos frustra. Para una persona con tendencia a la hiperreflexividad, estas incongruencias serán el motor que le haga replantearse qué es lo que ha podido fallar en sus planteamientos racionalizados, por lo que volverá una y otra vez a cuestionarse, a buscar certezas absolutas para no volver a *equivocarse... et voilà!* Terminará dando vueltas y más vueltas a lo mismo, rumiando pensamientos.

· Como consecuencia, el exceso de autorreflexión impide que actuemos plenamente en el mundo. Estar tan centrados en lo mental y en explorar nuestro interior nos lleva a aislarnos de los demás y del entorno que nos rodea. Al final, el mundo exterior parece carecer de sentido e incluso puede convertirse en una amenaza para nuestra búsqueda interna de identidad. Nos desvinculamos de él, sin darnos cuenta de que todos existimos gracias a la interacción con nuestro entorno. Piensa: ¿cómo serías si hubieras pasado todos estos años en una cámara de aislamiento?

La terapia metacognitiva

Adrian Wells es un psicólogo clínico y académico inglés, reconocido internacionalmente por su innovador trabajo en el desarrollo de la terapia metacognitiva (MCT, por sus siglas en inglés). Esta terapia trataba de responder a algunas de las limitaciones que aparecían al desarrollar estrategias en terapia cognitiva, especialmente en el tratamiento de trastornos de ansiedad y depresión.

En el capítulo anterior, exploramos cómo nuestras interpretaciones de la realidad afectan directamente a nuestro bienestar. Sin embargo, algunas personas siguen resistiéndose a cambiar su forma de ver las cosas, a pesar de sus esfuerzos. ¿Por qué ocurre esto? Una hipótesis con bastante respaldo científico sugiere que a veces nos enfocamos en el problema equivocado al no centrarnos en creencias clave sobre la preocupación. Hablar sobre el contenido de esos pensamientos no siempre es útil, porque hay un área más profunda que no se está abordando. ¿Y si el problema radica más en cómo llegamos a ciertas conclusiones, en lugar de las conclusiones en sí mismas?

El objetivo principal de esta terapia es el de aprender a transitar con esa hiperreflexividad de la que hablábamos antes. Intenta enseñar al individuo a transitar por sus pensamientos y emociones de manera saludable, sin quedar atrapado en un ciclo de sobreanálisis que pueda ser perjudicial para su bienestar. A través de estrategias terapéuticas, se pretende dotar a la persona de herramientas para reconocer, aceptar y manejar su tendencia a la hiperreflexión, con lo que se facilita un mejor equilibrio emocional y mental.

En el ámbito de la terapia, es habitual que las personas reconozcan: «Sí, sí, entiendo toda la teoría», pero se encuentran incapaces de alterar el contenido de sus pensamientos. Ante esta realidad, Wells identificó la brecha entre el conocimiento teórico y su aplicación práctica, y se dedicó a diseñar una metodología terapéutica que desplaza el foco del contenido específico de los pensamientos hacia cómo los individuos interactúan con dichos pensamientos. En este enfoque, lo crucial no es el contenido, sino el continente. La terapia metacognitiva se fundamenta en la convicción de que no son los pensamientos negativos *per se* los responsables del sufrimiento psicológico, sino la persistencia de patrones de pensamiento disfuncionales, como la rumiación y la preocupación, los cuales se sustentan en creencias metacognitivas erróneas acerca de la reflexión y sus impactos. En definitiva, lo que se busca cuestionar no es tanto la adecuación del pensamiento en sí, sino más bien el proceso inferencial que nos conduce a él.

Es esencial entender que los pensamientos negativos en sí mismos no son siempre la causa del trastorno; la mayoría de las personas experimentan este tipo de pensamientos sin sufrir un malestar significativo. Sin embargo, algunas reaccionan a estos pensamientos a partir de una serie de creencias, y dichos pensamientos se convierten de pronto en elementos que vivimos con mucha angustia al querer eliminarlos y no poder hacerlo. Podemos decir que es algo parecido a un sistema inmunitario que se vuelve contra sí mismo, como adelantábamos antes. Durante la crisis de la COVID-19 observamos que el motivo de la gravedad de la enfermedad en muchos pacientes no se debió tanto al virus, sino a las reacciones de inflamación exageradas. De pronto empezamos a escuchar expresiones como «tormenta de citoquinas», que hacía alusión a este hecho.

En ocasiones ese proceso inferencial puede sufrir una tendencia a repetir determinados patrones de pensamiento con sesgos negativos y amenazadores, como estamos viendo en este libro. De esta manera, podríamos asemejar a nuestra mente a un navegador web con demasiadas pestañas abiertas: algunas son anuncios molestos de preocupaciones, otras son ventanas de error con mensajes autocríticos, y unas cuantas son páginas útiles que realmente necesitas, pero están perdidas en el caos. El síndrome cognitivo-atencional es como el patrón de uso que te lleva a abrir esas pestañas problemáticas una y otra vez, en lugar de centrarte en las útiles, o simplemente disfrutar de un momento de paz sin navegación.

Algunos estudios parecen sugerir que la capacidad para dirigir nuestra atención podría estar correlacionada con la aparición de trastornos de ansiedad, ya que la relación entre este síndrome cognitivo atencional y los procesos de rumiación y preocupación es más fuerte en personas con bajo control atencional. Es decir, aquellas personas que tienen más dificultad para desviar su atención de pensamientos negativos experimentan mayores niveles de síntomas psicológicos.[1]

Utilizando imágenes por resonancia magnética funcional, se ha comprobado que las personas con ansiedad generalizada tienen alteraciones en la red neuronal por defecto (RND),[2] que está activa cuando el cerebro no se enfoca en el exterior. Específicamente, hay alteraciones en la conectividad de la RND con la red de saliencia, que orienta la atención hacia estímulos amenazantes, y con la red ejecutiva central, que se encarga de la búsqueda de soluciones y la toma de decisiones.

Esta terapia, tratando de romper esa *cuarta pared* de la que hablábamos, intenta que entendamos que la preocupación y la rumiación son intentos de solución basados en las creencias que tiene la persona. Estas creencias son más o menos conscientes, pero al identificarlas y cuestionarlas podemos establecer una barrera protectora.

¿Por qué nos preocupamos entonces? La preocupación es una respuesta que esperamos que nos ayude a solucionar el problema actual. Esto es lo que vamos a denominar metacogniciones positivas. Vamos a tomar consciencia de que el término positividad aquí no equivale a si son buenas o malas, sino a que nuestras preocupaciones y rumiaciones se producen porque tenemos creencias que las alientan. ¿Cuáles son las más usuales en este caso?

La preocupación hace que estemos mejor preparados

Tenemos la idea de que, al anticipar problemas potenciales, podemos desarrollar soluciones de antemano, lo que nos haría sentir más seguros y menos propensos a ser sorprendidos por adversidades.

La preocupación de esta manera crea una ilusión de control. Sin embargo, deberíamos preguntarnos hacia dónde está proyectado el foco de nuestra atención. ¿Está realmente buscando alternativas, haciendo diagramas y planteando árboles de decisiones, o realmente está anclado en una foto fija y terrorífica? ¿Una foto que nos dice que tememos que suceda en el futuro, o que no tuvo que haber sucedido algo en el pasado?

La confusión radica en mezclar la preocupación, que es un proceso mental pasivo, con la preparación activa y la planificación. Preocuparse no nos lleva a soluciones prácticas; más bien, nos mantiene atascados en un ciclo de «¿Y si...?» que drena nuestra energía emocional sin ofrecer resultados tangibles.

Piensa por un momento en lo desigual de la batalla que nos presenta un «¿Y si...?». Siempre corre más que nosotros, es más poderoso porque juega en un universo donde todo es posible y probable. No tiene los límites de la realidad. Se plantea de forma distorsionada.

Podríamos entender, por otro lado, que tenemos una excesiva confianza en la reflexión como forma de solución, cuando ignoramos que hay otros métodos de resolución y conocimiento. Piensa bien en la primera vez que aprendiste (si es que has aprendido) a montar en bicicleta. El sentido del equilibrio no se adquiere por reflexión, sino por experiencia. Puedes hacer elaborados planos e instrucciones paso a paso acerca de cómo se puede montar, pero… al final tendrás que dar una primera pedalada en el vacío.

Cuentan la historia de un hombre con un sueño: volar. Obsesionado con este anhelo, pasó días y noches construyendo unas alas de madera y tela. Estudió el vuelo de los pájaros y realizó complejos cálculos, convencido de que la ciencia y la razón le darían el cielo.

Sus primeros intentos fueron desde alturas modestas, y cada vez, el suelo lo recibía con una dura lección. No importaba cuánto lo intentara, siempre terminaba cayendo, mirando hacia el cielo que tanto deseaba conquistar.

Un día, mientras se preparaba para un nuevo intento, se cruzó con un anciano que pasaba por ahí. Este anciano, al ver la determinación del hombre, decidió compartir con él un secreto: «Para volar, no solo necesitas alas y cálculos. Necesitas un salto de fe. Debes arriesgarte desde un lugar donde el aire pueda realmente sostenerte».

Con estas palabras en mente, el hombre se dirigió hacia el acantilado más alto que pudo encontrar. Con el viento azotando su rostro, corrió hacia el borde y saltó, liberando sus alas al viento. Por un momento, todo fue silencio y, entonces, milagrosamente, comenzó a elevarse. Las alas que había construido con tanto cuidado lo sostenían y, por primera vez, volaba.

En resumen, la preocupación en vez de la planificación activa como método de preparación es ineficaz porque:

· La preocupación excesiva puede llevar a la parálisis por análisis, donde el miedo a posibles resultados negativos nos impide tomar cualquier medida.
· La mayoría de las situaciones que nos preocupan nunca suceden, por lo que el tiempo y la energía invertidos en preocuparse son desperdiciados.

- Aun cuando los problemas anticipados ocurren, la preocupación previa rara vez contribuye a una mejor gestión de la situación.

Para cuestionar esta creencia, podemos preguntarnos:
- ¿Cuántas veces la preocupación previa realmente me ha preparado mejor para un desenlace?
- ¿Puedo identificar ocasiones en las que haberme preocupado cambió el resultado de una situación?
- ¿Qué acciones prácticas y concretas puedo tomar en lugar de preocuparme?

Ármate de papel y boli, o apúntalo en el móvil durante los siguientes siete días: compara las situaciones en las que te decidas preocuparte con otras en las que conscientemente no lo haces y te enfocas en la acción. Después, evalúa los resultados de ambas aproximaciones para ver cuál fue más efectiva en términos de preparación y manejo del problema.

La preocupación indica que algo es importante para nosotros

Se suele pensar que preocuparse por los demás, por el trabajo o por el futuro es una demostración de que nos importan esas personas o situaciones. La creencia es que, si de verdad nos importa algo, nos preocuparemos por ello. Esto se interpreta como un indicio de responsabilidad y compromiso.

La confusión surge al equiparar la preocupación con la responsabilidad. Ser responsable implica tomar acciones concretas para cuidar de algo o alguien, no simplemente preocuparse. La preocupación, en sí misma, no tiene un efecto práctico ni contribuye a resolver situaciones; más bien, puede ser un obstáculo para la acción efectiva.

Sin embargo, está muy reforzado en nuestra sociedad el hecho de que si algo te preocupa debe afectarte. Si te he hecho algo que te ha podido hacer daño, estar preocupado puede ser una estrategia para ser perdonados. A veces la mecánica es parecida a la de las antiguas indulgencias, en las que se aseguraba un espacio en el reino de los cielos a cambio de pagar un peaje, y este caso tendría algo parecido.

Esta concepción puede ser contraproducente porque:

· Estar preocupados no nos hace más responsables. Estar afectados por algo no nos hace automáticamente más eficaces, sino todo lo contrario. No dejo de repetir a mis alumnos que no deben confundir una relación de ayuda con una relación de simbiosis. Cuando alguien está mal a veces creemos que debemos sentirnos como el otro para comprenderlo mejor, pero esto no es del todo acertado. Tenemos que entender cómo se siente el otro, pero no sentir cómo siente el otro porque ese estado probablemente es contraproducente para poder apoyar al otro. No puedes ayudar a alguien si te sientes igual de mal que él.

· A menudo, confundimos la preocupación con la toma de medidas, lo cual puede llevar a una falsa sensación de haber hecho algo por resolver el problema cuando, en realidad, no hemos avanzado. En su libro *El extranjero*, Albert Camus describe cómo el protagonista estaba tan preocupado por encontrar trabajo en Orán que no se dio cuenta de que, en realidad, no había hecho nada concreto para conseguirlo. Es muy frecuente que personas que padecen hipocondría mantengan unos hábitos de salud y vida que en realidad son perjudiciales, por lo que la preocupación, lejos de ayudar a incrementar su salud, termina derivando en conductas que la ponen en riesgo, como veremos más adelante.

Para desafiar esta creencia, es útil reflexionar sobre preguntas como:
- ¿Hay maneras más productivas de demostrar mi cuidado y responsabilidad aparte de preocuparme?
- ¿Puedo identificar casos en los que actuar directamente haya sido más beneficioso que solo preocuparme?
- ¿Cómo afecta mi bienestar y eficacia la creencia de que debo preocuparme para ser considerado responsable?

Intenta seleccionar una situación que normalmente provocaría preocupación y, en lugar de permitirte preocuparte, toma medidas prácticas para abordarla. Luego, evalúa el impacto de esta acción en la situación y en el propio estado emocional, comparándolo con los resultados de la preocupación pasiva.

La preocupación también tiene su lado oscuro. A veces no busca resolver algo, sino conseguir beneficios secundarios como la atención de los otros o exonerarnos de la responsabilidad de nuestros actos. ¿Has oído hablar del término «Münchausen por poderes»?

En el año 2015, en un tranquilo suburbio de Springfield, Missouri, se desvelaba una de las historias más inquietantes de abuso y engaño. Gypsy Rose Blanchard, una joven que durante años fue vista por su comunidad como gravemente enferma, se encontraba en el centro de una tragedia que sacudiría los cimientos de cómo entendemos el cuidado y la compasión maternal.

Gypsy Rose había vivido casi toda su vida en una silla de ruedas, alimentada por sonda y sufriendo innumerables tratamientos médicos para enfermedades que su madre, Clauddinne «Dee Dee» Blanchard, afirmaba que padecía. Entre estas se contaban leucemia, distrofia muscular y epilepsia. Sin embargo, la realidad era otra: Gypsy no estaba enferma, todo era una invención materna.

El control de Dee Dee era absoluto, tanto que mantenía a Gypsy aislada de su extensa familia y de la sociedad, la educaba en casa y limitaba su acceso al mundo exterior. La madre y la hija recibían apoyo de organizaciones caritativas y de la comunidad, que se conmovía ante la aparente infortunada salud de la joven.

Todo cambió cuando Gypsy, cansada y consciente de la manipulación a la que estaba siendo sometida, conspiró con su novio Nicholas Godejohn, a quien conoció en línea, para matar a su madre. En junio de 2015, Godejohn llevó a cabo el asesinato. La pareja fue arrestada poco después, y el caso, que inicialmente parecía ser un homicidio simple, se reveló como el sombrío final de años de abuso bajo el síndrome de Münchausen por poderes.

Este síndrome es una forma de abuso en la que un cuidador, generalmente un padre o una madre, inventa o provoca síntomas médicos en una persona a su cuidado, como un hijo, para atraer atención médica y ganar simpatía. Esto puede llevar a que se realicen pruebas médicas innecesarias, tratamientos e incluso cirugías que pueden ser dañinos. Es un trastorno mental grave y considerado una forma de maltrato infantil.

La preocupación marca lo que es importante y nos protege

Al no ser una visión exacta del futuro, la preocupación representa más bien una visión alternativa del mismo. La cuestión no es que nos esté marcando algo importante, ya que la preocupación es a menudo una respuesta exagerada que no refleja la realidad del problema.

Imagina que estás leyendo un libro y encuentras una página que dice que algo terrible va a pasar. Podrías preocuparte mucho, pero si sigues leyendo, podrías descubrir que las cosas no son tan malas como parecían. Nuestra mente a veces se queda en esa página preocupante sin ver que hay más en la historia.

El ser humano ha intentado encontrar la forma de influir en su entorno directa o indirectamente. La religión o las creencias mágicas tenían este fin. Se ofrecían sacrificios a los dioses para conseguir su favor, o se invocan oraciones o palabras protectoras con el objeto de conseguir protección.

La idea de que preocuparse puede prevenir desgracias surge de la creencia de que, al anticiparnos a los problemas, de alguna manera podemos evitarlos o minimizar su impacto por el hecho de pensar en ellos. Se convierte de esta manera en una idea mágica o idea amuleto. La preocupación se ve entonces como una forma de estar constantemente en guardia, listos para actuar ante cualquier señal de peligro, y a la vez sentimos que nos da cierta protección.

La confusión aquí radica en la falsa equivalencia entre preocuparse y prevenir. Aunque estar conscientes de los riesgos y planificar es prudente, la preocupación constante no tiene un efecto real en la prevención de acontecimientos futuros. Más bien, nos mantiene en un estado de alerta constante e innecesaria, lo cual es emocionalmente agotador y poco productivo.

- **Ineficacia**: la preocupación no tiene el poder de cambiar el futuro ni de prevenir acontecimientos negativos.
- **Desgaste emocional**: vivir en un estado constante de

anticipación ansiosa desgasta nuestra salud mental y reduce nuestra capacidad de disfrutar del presente y de afrontar con eficacia los problemas cuando realmente surgen.

· **Desvío de atención:** centrarse en preocupaciones infundadas puede desviarnos de abordar problemas actuales que sí están dentro de nuestro control.

Podemos empezar a cuestionar esta creencia preguntándonos:

· ¿Tengo evidencia real de que, al preocuparme, he prevenido acontecimientos negativos en el pasado?
· ¿Cuál es el costo emocional de creer que mi preocupación tiene ese poder?
· ¿Cómo me sentiría y qué haría diferente si no creyese que mi preocupación me protege?

Un experimento conductual útil podría ser llevar un diario de preocupaciones, en el que anotamos las veces que nos preocupamos por algo y el desenlace real de la situación. Con el tiempo, podremos revisar este diario para evaluar si nuestras preocupaciones realmente tuvieron un impacto en los resultados o si, por el contrario, los acontecimientos siguieron su curso independientemente de nuestra ansiedad.

Metacogniciones negativas

A continuación, damas y caballeros, si ustedes creían haber visto todo, les vamos a demostrar que estaban equivocados… Una vuelta de tuerca más, un nuevo giro es posible. ¡Porque podemos estar preocupados de estar preocupados! No podemos imaginar hasta qué punto es importante este paso, ya que uno de los elementos que más angustia provocan en las personas con ansiedad generalizada tiene que ver con estas metacogniciones negativas.

La preocupación tiene efectos nocivos sobre nosotros: nos roba tiempo, aumenta nuestra ansiedad, nos impide disfrutar del paisaje, de la vida, de lo que está ocurriendo... pero no es peligrosa.

Los medios también influyen en la generación de esta creencia, porque se afirma muchas veces que el estrés está detrás de todo. Si padeces estrés, tienes más riesgo de morir, de perder el control...

Por ejemplo, una noticia que había estado circulando en forma de titulares cuando me propuse escribir el libro era la que afirmaba que las personas con hipocondría tienen un mayor riesgo de muerte que las personas no hipocondriacas, en concreto un 84 por ciento más. Lo han publicado todos los periódicos, y a muchos comunicadores de la salud les ha faltado tiempo para copiar y pegar la noticia.

Me parece que hay que ser muy cautos antes de publicar noticias de este tipo. Estas informaciones no tienen ningún efecto positivo sobre las personas que padecen hipocondría; es como decirles que no deben ser hipocondriacas, como si fuese un mecanismo que depende de la voluntad, pero es que además se les culpabiliza. Otro ejemplo de culpabilizaciones lo encontramos en noticias que no tienen evidencia, en las que:

- **Se dice que si tienes ansiedad puedes tener más riesgo de morirte.** Un metaanálisis de cuarenta y cuatro estudios, que incluía a más de tres mil participantes, concluía que la ansiedad por sí sola no necesariamente aumenta el riesgo de muerte en pacientes con enfermedades coronarias cuando se consideran otros factores de salud.

Esto significa que el impacto de la ansiedad en la mortalidad puede ser más complejo y que otros problemas de salud podrían jugar un papel más importante en determinar el riesgo de muerte. Por lo tanto, es crucial considerar el estado general de salud y no solo la ansiedad al evaluar el riesgo de mortalidad en estos pacientes.[3]

No está demostrado que sea una relación directa, sino que tiene más que ver con los hábitos de vida que las personas adquieren con estados de ansiedad o depresión. Imagina que la ansiedad es como tener un jardín que necesita cuidados constantes. Si no se cuida adecuadamente, las malas hierbas (malos hábitos de vida) pueden crecer y tomar el control. No es el jardín (ansiedad) en sí mismo lo que causa los problemas, sino el descuido en su mantenimiento (malos hábitos de salud como, por ejemplo, una mala alimentación, el sedentarismo). Por lo tanto, no es la ansiedad directamente lo que aumenta el riesgo de problemas de salud, sino cómo se maneja y los hábitos que se desarrollan a raíz de ella. Mantener el jardín en buen estado (adoptar hábitos saludables) puede prevenir estos problemas. Esto no deja de ser paradójico, porque tanta preocupación por la salud no parecería tan importante, sino que más importante sería la posibilidad de que el azar, el destino se cruzase en mi camino en forma de una noticia fatal.

· **Se insinúa que si tienes estrés reduces tus posibilidades de embarazo.** Los resultados de estudios en pacientes que se habían sometido a FIV (fecundación in vitro) mostraron que, aunque todas las pacientes tenían niveles altos de estrés,[4] no hubo diferencias significativas en los marcadores hormonales de estrés entre aquellas que experimentaron una pérdida del embarazo y aquellas que no. «Las investigaciones no son concluyentes, la mayoría muestra que la infertilidad causa estrés, pero que el estrés no necesariamente causa infertilidad». Además, este problema no es exclusivamente de la mujer, ya que, en el caso de las parejas, ambos se ven afectados por la incertidumbre, la falta de información o el pesimismo que provoca el diagnóstico.

· **Se afirma que el estrés provoca cáncer,** cuando en un metaanálisis de doce estudios de cohortes realizados en Europa no se encontró ningún vínculo entre el estrés laboral y el riesgo de cáncer de pulmón, colorrectal, de mama o de próstata. Y, además, de nuevo encontramos una correlación positiva entre el estrés y el consumo de tabaco, alcohol, sedentarismo y mala alimentación.

La preocupación es una pregunta, no una respuesta

La preocupación no sabe nada de ti, solo sabe de tus miedos. No tiene la capacidad de predecir, solo de atemorizarte. Pensamos la mayoría de las veces que nos está dando un mensaje importantísimo, que tiene prioridad absoluta, y al lado de ella palidecen el resto de las noticias.

Olvidamos que el cerebro es un órgano fabricado para especular, pero que en realidad toda esa predicción es un juego, una forma de simular escenarios. Nada es tan importante como ese titular, y parece que el mundo ha de pararse y que el resto no importa. Parece que nos está diciendo la verdad oculta, pero quien está hablando es solo una pregunta, no una respuesta. Es una especulación, no una certeza.

Cuando olvidamos esto, entonces se dice que hemos entrado en un estado de fusión cognitiva. La fusión cognitiva es un concepto en psicología que se refiere a la tendencia a creer que nuestros pensamientos son literalmente ciertos y representan la realidad. Cuando estamos en un estado de fusión cognitiva, nos identificamos tan estrechamente con nuestros pensamientos que no podemos separarnos de ellos, lo que puede llevarnos a actuar impulsivamente o a sentirnos abrumados por emociones negativas.

En una investigación[5] se les pidió a personas con diferentes tipos de cáncer que completaran cuestionarios sobre sus pensamientos relacionados con la enfermedad, sus estilos de afrontamiento, su compasión hacia sí mismos y su nivel de ansiedad, depresión y calidad de vida. Querían entender qué factores predicen mejor el malestar emocional y la calidad de vida en estas personas.

Los resultados mostraron que la fusión cognitiva era el factor más fuerte para predecir los síntomas de ansiedad. Esto significa que las personas que estaban más atrapadas en pensamientos negativos tendían a sentirse más ansiosas. Por otro lado, las cogniciones relacionadas con la enfermedad y el afrontamiento evitativo (esto es, tratar de evitar pensar en el cáncer) fueron los principales factores que predecían los síntomas depresivos y una peor calidad de vida. Es decir, las personas que tenían pensamientos más negativos sobre su enfermedad y que evitaban afrontarlos tendían a sentirse más deprimidas y a tener una peor calidad de vida.

Además, se encontró que la autocompasión (ser amable con uno mismo) podía reducir el impacto negativo de los pensamientos amenazantes sobre el cáncer. Las personas con mayor autocompasión experimentaban menos ansiedad, incluso si tenían pensamientos negativos. En resumen, el estudio sugiere que la fusión cognitiva juega un papel crucial en el malestar emocional después del cáncer y que fomentar la autocompasión puede ayudar a mejorar el bienestar emocional de estos pacientes.

La preocupación puede llevarme a perder el control

Otro de los miedos de cabecera en las personas que tienen un alto grado de rumiación es el de creer que de tanto pensar el cerebro se les va a fundir, que por forzar la máquina algún elemento del delicado cableado interno va a ceder y nos va a transformar en personas que van a perder la cabeza.

Quizá hayas oído hablar de las fobias de impulsión. A veces, las personas sienten que pueden perder el control sobre sus acciones e impulsos y, si están muy estresadas, incluso temer hacer cosas descontroladas.

· ¿Y si pierdo el control y empujo a alguien a las vías del tren mientras esperamos en el andén?
· ¿Y si, al sostener un cuchillo para cocinar, hiero accidentalmente a alguien de mi familia?
· ¿Y si, mientras conduzco mi automóvil, siento el impulso de girar el volante abruptamente y colisionar contra otro coche?
· ¿Y si, estando cerca de un balcón, tengo el impulso de saltar o empujar a alguien?
· ¿Y si, al estar con un bebé, tengo el impulso de hacerle daño?

Estas situaciones muestran cómo se confunde el objeto temido con el deseo. Por ejemplo, en el llamado TOC homosexual, una persona puede sentir que podría sentirse atraída por alguien del mismo sexo. Pero esta atracción se atribuye más a una falta de control que a un deseo real. En realidad, lo que la persona teme es el rechazo de la sociedad o de su familia, y no el objeto de su atracción. Teme romper algún código que lo desconecte de su realidad.

La preocupación no lleva a la pérdida de control porque, en realidad, lo que el individuo está intentando es controlar la situación de manera excesiva.

Vale... ¿qué le dijo Nayan a la vaca?

La mayoría de las decisiones que tomarás en tu vida tendrán un epitafio común: el miedo a perder. Lo doloroso de cada elección no tiene que ver tanto con lo que ganamos o dejamos de ganar, sino con lo que dejamos atrás.

Hay decisiones que no quieres tomar, o bien porque no te corresponden, o bien porque simplemente no quieres hacerlo. No estás obligado a hacer todo lo que puedes. Y no, ningún gran poder conlleva una gran responsabilidad.

Sin embargo, hay muchas decisiones que ya tienes claras, pero no quieres perder.

Además, si lo piensas bien, creemos que las decisiones se toman en el presente, pero esa es una verdad a medias. Las verdaderas decisiones se toman en el futuro. Un cruce de caminos hace dudar a cualquiera, y lo importante no está en la decisión que tomas, sino en cómo vives esa decisión.

Por ejemplo, si escoges el camino de la derecha, y piensas todo el rato en lo feliz que hubieses sido si hubieses escogido el otro camino, es una mala decisión. Reflexionemos sobre momentos clave como iniciar una relación amorosa, renunciar a un empleo o modificar un proyecto personal. Has tomado la mayoría de las decisiones basándote en el conocimiento disponible en ese entonces, probablemente dando lo mejor de ti. El arrepentimiento posterior se convierte en una actividad infructuosa. Pretender saber de antemano los giros que tomará nuestra existencia es una ilusión. No existen medios adivinatorios que nos permitan prever el porvenir con certeza.

Voy a hacerte una pregunta ahora... ¿Te consideras maximizador o satisfactor? Y no, no es una pregunta sobre tus preferencias sexuales.

El psicólogo Barry Schwartz, en su libro *The Paradox of Choice*, utiliza estos conceptos para explicar los dos enfoques diferentes que las personas pueden adoptar al tomar decisiones y buscar satisfacción en sus vidas.

Satisfactores son aquellos que buscan una solución o producto que cumpla con sus criterios o necesidades básicas y se muestran satisfechos una vez que encuentran una opción que es *suficientemente buena*. No sienten la necesidad de explorar todas las opciones posibles para asegurarse de que están haciendo la mejor elección absoluta. Su enfoque en lo que es práctico y satisfactorio les permite decidir más rápidamente y, a menudo, vivir con menos estrés y arrepentimiento por las decisiones tomadas.

Los **maximizadores**, por otro lado, buscan la mejor opción posible en todas sus decisiones, lo que significa que a menudo exploran exhaustivamente todas las opciones disponibles antes de tomar una decisión. Su objetivo es asegurarse de no perderse la *mejor* opción. Este enfoque puede llevar a una mayor ansiedad, parálisis por análisis (donde la persona se siente tan abrumada por las opciones que no puede tomar una decisión) y, a menudo, a sentirse menos satisfecha con sus decisiones debido a las altas expectativas y a la preocupación constante de que podría haber algo mejor.

En ese caso... ¿tu decisión está dirigida a que tú estés bien o a conseguir el mejor resultado?

Al final, esto fue lo que Nayan le dijo a la vaca: «Lo difícil no es decidir entonces, lo complicado es entregarse a esa decisión».

Para determinadas personalidades, el reto no consiste en saber escoger la mejor opción con la mejor reflexión, sino entender que no vas a saber de antemano cuál es la mejor opción, que a veces no queda otra que decidir…, y más importante aún es asumir esa decisión.

6

El club de los elefantes blancos

Los elefantes blancos son especiales a su manera. No tienen un carácter dócil, son inquietos y escudriñan su entorno con desconfianza. Su atenta mirada rara vez se desvía del camino establecido, y su actitud cautelosa revela una preferencia por lo predecible y una aversión a las sorpresas. Son especialmente sensibles a los ruidos fuertes y parecen estar siempre preparados para algo. Les gusta tener la luz del sol a su espalda, y a un mahout es difícil hacerle cambiar de posición. Incluso los más experimentados deben aprender a entender que no están tratando con un elefante cualquiera.

Sin embargo, bien dirigidos, bien adiestrados, demuestran ser enormemente eficaces en las tareas que se les encomiendan. Tienen una inteligencia aguda y clara, una fuerza descomunal y una capacidad asombrosa para enfocarse en la tarea asignada. Cuando están en su elemento, su meticulosidad se convierte en una herramienta poderosa y les permite ejecutar complejas secuencias de acciones con una precisión milimétrica. Su constancia y dedicación al detalle aseguran que cada parte del proceso se cumpla con la más alta calidad, lo que hace que, a pesar de sus reticencias iniciales a lo desconocido, tengan un valor incalculable en entornos donde la precisión es clave.

Personalidad

Todos tenemos una personalidad y utilizamos un montón de expresiones en las que la incluimos: tiene una gran personalidad, o una personalidad avasalladora, o decimos que algo forma parte de nuestra personalidad. Pero ¿existe la personalidad o es una invención de nuestro ego? ¿Podemos elegirla o es la personalidad la que nos elige a nosotros?

«Personalidad», empezamos con la palabra, viene de *personare* y hace referencia a las máscaras que los actores griegos utilizaban durante sus funciones. Usaban una máscara con una expresión fija que representaba a un personaje con determinadas características. Así, podríamos definir la personalidad como un conjunto de características diferenciadoras que suelen ser fijas y estables en la persona. Es como una especie de predictor que nos va a indicar cómo nos vamos a comportar en general ante diferentes situaciones.

Como una de las características de nuestro cerebro es la de buscar la predictibilidad de los acontecimientos, las personas o las situaciones, tener una personalidad, o conocer la personalidad de alguien, nos ayuda para este fin, nos da una especie de organización al crear un autoconcepto de nosotros mismos y de los demás.

Vale, pero ¿existe realmente la personalidad o no? Pues es una pregunta en la que tenemos que decir esto de «depende». Los creadores de las pruebas de personalidad te van a decir que sí, claro, para eso han hecho y testeado todos esos test, pero yo iría un poco más allá, porque la personalidad no nos indica que la persona va a reaccionar siempre de la misma manera, sino que es más bien un conjunto de tendencias.

¿Es real el dinero que llevas en tu cartera? Pues real real no es, más bien es un concepto. Todos los seres humanos nos hemos puesto de acuerdo en que un billete de diez euros vale, efectivamente, diez euros, y todos compartimos esa creencia. Pero también sabes que es un papel y que el dinero en realidad es un concepto. Pues ese es el problema de la personalidad, que existe como concepto, o como creencia, pero como es una creencia sostenida por una cultura, terminamos asumiéndola como real.

Tradicionalmente, y para rizar más el rizo, los expertos separan dos dimensiones diferentes de nuestra forma de ser: el temperamento (lo más instintivo y biológicamente determinado en cada ser humano desde que nace) y el carácter (lo que aprendemos y, por lo tanto, fuertemente vinculado a la educación y al ambiente). El carácter no se hereda y es modificable. El temperamento nos viene en el ADN.

Todos sabemos que hay bebés que son más nerviosos que otros, o unos tienden a fijarse más en los acontecimientos externos que otros. Es la típica diferencia que se da entre los introvertidos, que poseen una activación cortical en el cerebro, con lo que se saturan más cuando interactúan con el mundo, y los extrovertidos, que tienen una baja activación cortical y buscan fuera la estimulación que no tienen en casa.

La personalidad no nos encierra, aunque sí moldea nuestras tendencias. Es como conducir un coche: todos son vehículos, pero cada modelo ostenta características únicas. No elegimos del todo, somos el resultado de nuestra genética, de nuestra educación y de ciertos eventos significativos...

Existe un relato antiguo sobre un encuentro entre una rana y un escorpión a orillas de un río. El escorpión, que quiere cruzar al otro lado, promete a la rana no hacerle daño si esta le ayuda. Aunque reticente debido a la nefasta fama del escorpión, la rana accede finalmente, movida por sus argumentos. Sin embargo, en plena travesía, siente el doloroso aguijonazo del escorpión. Ante su incredulidad, el escorpión, mientras ambos comienzan a hundirse, solo alcanza a decir: «Lo siento, es mi naturaleza».

Resulta más realista tratar de entender un carácter y conocer nuestros aguijones que cambiar de especie animal.

Si estás leyendo este libro, es probable que tu coche, tu motor y tu carrocería tengan determinadas características que has de aprender a manejar. Este capítulo se centra más en un tipo de personalidad que resulta ser candidata a esa ansiedad generalizada de la que venimos hablando.

Flexibilidad cognitiva

En 1831 Darwin comenzó en Plymouth un viaje que duraría más de un lustro a bordo del Beagle. Se embarcó como naturalista en una fascinante aventura, en una expedición científica que, años más tarde, cambiaría radicalmente la manera de concebir el mundo, como había hecho Copérnico, al mostrarnos que ni mucho menos conformábamos el centro del universo. Darwin nos enseñó que los seres vivos se encuentran en una constante evolución para adaptarse a lo que les rodea, y que la vida cambia de forma una y otra vez, como una escultura moldeada por dos fuerzas: la muerte, la selección natural, que solo permite que persistan los individuos mejor adaptados, y, por otro lado, el cambio, la mutación. La mayoría de estas mutaciones son errores o deformidades, pero unos pocos de estos dotan a ciertos organismos de una ventaja evolutiva sobre los otros, lo que posibilita así una mejor tasa de supervivencia. Al estar mejor adaptados sus genes se prolongan con una mayor probabilidad, y... *voilà!* La receta de la vida está servida.

Hace sesenta y cinco millones de años que desapareció el último de los dinosaurios, los reyes que más tiempo han habitado el planeta. Comparados con ellos, acabamos de llegar al mundo, ya que ellos lo habitaron durante bastantes millones de años más... De pronto, el tiempo cambió drásticamente en el Cretácico, quizá por un meteorito o una emisión de magma volcánico a gran escala. Los dinosaurios estaban tan sobreadaptados que no pudieron acoplarse a las nuevas circunstancias.

El cambio es fundamental para la supervivencia, como podemos ver: si no eres capaz de adaptarte a lo que te rodea, es muy posible que acabes criando malvas. Las personas con una baja flexibilidad cognitiva tienen un problema similar a los grandes dinosaurios, ya que no son capaces de adecuarse al ambiente y emiten tan solo un patrón estereotipado y rígido de comportamiento. Esto tiene como resultado una dificultad para hacer frente a un ambiente y unas circunstancias en continua transformación. Sin embargo, para empezar a entender mejor todo esto deberíamos tener claro a qué nos referimos cuando hablamos de personalidad.

La flexibilidad cognitiva se considera un factor crucial para la salud mental, ya que permite a las personas manejar mejor el estrés y la ansiedad. Los individuos con alta flexibilidad cognitiva pueden ver situaciones desde múltiples ángulos, encontrar soluciones alternativas y recuperarse más rápidamente de contratiempos.

Este concepto hace referencia a la capacidad de nuestro cerebro para adaptarse a situaciones nuevas, cambiar de perspectiva y pensar de manera creativa cuando nos enfrentamos a dificultades. Esta habilidad es esencial para la resolución de problemas, la adaptación a cambios y la eficiencia en el aprendizaje. La flexibilidad cognitiva nos permite deshacernos de pensamientos y hábitos obsoletos, y adoptar nuevas formas de pensamiento y comportamiento que son más apropiadas para nuestras circunstancias actuales.

¿Esta flexibilidad cognitiva es algo que nos viene de serie, o por el contrario tiene que ver con los hábitos de vida y la influencia del ambiente? Pues, como todo, depende...

Por ejemplo, se sabe que cuando nuestro cerebro detecta algo inesperado o poco frecuente, cambia su atención de los pensamientos internos (como preocupaciones y divagaciones) a enfocarse en lo que está sucediendo en el exterior.[1] Este cambio se refleja en una reducción de la actividad en las áreas del cerebro que se activan en la red neuronal por defecto de la que hablábamos en el capítulo 2.

Sin embargo, en las personas con trastorno de ansiedad generalizada y en aquellas que tienden a preocuparse mucho, este cambio de atención no es tan efectivo. En otras palabras, sus cerebros tienen más dificultades para dejar de pensar en sus preocupaciones y centrarse en lo que está ocurriendo alrededor. Por eso, la reducción de la actividad en las áreas del cerebro asociadas con el modo por defecto es menor en estos individuos.

Además, los individuos que suelen preocuparse mucho tienen más dificultades para redirigir su atención cuando necesitan enfocarse en algo específico. Esto se observa en su cerebro, donde las áreas frontales[2] (las que ayudan a controlar la atención) no se *apagan* adecuadamente durante la detección de objetivos. Es decir, cuanto mayor sea la tendencia a preocuparse, más difícil resulta mudar su atención de sus preocupaciones a tareas concretas.

La flexibilidad de la que hablamos no se refleja solamente en nuestro cerebro, sino que se ha encontrado una correlación bastante fuerte entre lo que llamamos variabilidad cardiaca. La variabilidad de la frecuencia cardiaca (HRV) mide cómo cambia el tiempo entre cada latido del corazón. Una HRV alta muestra que el sistema nervioso autónomo es flexible y puede adaptarse fácilmente a diferentes situaciones, mientras que una HRV baja indica rigidez y dificultad para manejar el estrés de manera similar a la capacidad de una orquesta para tocar en armonía. Una orquesta con buena HRV puede ajustarse rápidamente a cambios en el ritmo y la dinámica de la música.

En una persona con ansiedad, la HRV tiende a ser más baja.[3] Es como si la orquesta estuviera siempre tocando en un tempo rápido y tenso, lista para reaccionar a cualquier señal de peligro, incluso cuando no hay una amenaza real. Esta constante tensión hace que sea más difícil relajarse y adaptarse a situaciones nuevas.

De forma análoga se han estudiado modelos de crianza y, en concreto, estilos comunicativos de padres a hijos que derivan en una mayor ansiedad e inflexibilidad cognitiva. Una investigación previa ha identificado el perfeccionismo parental como un factor de riesgo para la ansiedad infantil, aunque pocos estudios han investigado por qué el perfeccionismo de los padres puede desempeñar tal papel. Basado en investigaciones que sugieren que la información verbal y el uso del lenguaje por parte de los padres están asociados con un aumento en las creencias de miedo y la ansiedad infantil, el presente estudio investigó el estilo lingüístico de las madres perfeccionistas y su relación con la ansiedad infantil.

Los análisis mostraron que el perfeccionismo parental[4] estaba asociado con un aumento en el uso de pronombres de segunda persona, una disminución en el empleo de adverbios y una mayor utilización de palabras de emoción negativa y palabras relacionadas con la ira.

Cuando los padres utilizan pronombres de segunda persona («tú») con mayor frecuencia, el lenguaje puede sentirse más directo y personal. Esto puede aumentar la presión y la responsabilidad percibidas por el niño. Por ejemplo, frases como «Tú siempre haces esto mal» o «Tú deberías ser más responsable» pueden hacer que el niño se sienta constantemente juzgado y evaluado, lo que genera una mayor sensación de ansiedad. Por otro lado, los adverbios a menudo proporcionan contexto y suavizan las afirmaciones. Por ejemplo, decir «Tú casi siempre haces esto bien» es menos absoluto que decir «Tú siempre haces esto mal». La reducción de los adverbios puede hacer que las afirmaciones de los padres se sientan más rígidas y definitivas. Esto quizá contribuya a que el niño sienta que los errores o fallos son permanentes y definitivos, con lo que aumentan la ansiedad y la presión para ser perfecto.

También podemos encontrar estudios que nos muestran cómo la ansiedad no solo causa sentimientos negativos, sino que también interfiere con la capacidad de mantener comportamientos orientados a objetivos y con las funciones cognitivas en general. En particular, la ansiedad reduce la capacidad de cambiar de estrategia cuando cambian las demandas de las tareas y de mantener una estrategia cuando hay distracciones.

El córtex prefrontal es la región del cerebro más importante para la flexibilidad conductual, y los estudios muestran que la ansiedad impacta negativamente en cómo esta región del cerebro procesa la información, lo que es crucial para la flexibilidad cognitiva. Se revisaron, además, ensayos tanto en humanos como en animales que muestran cómo la ansiedad afecta el córtex prefrontal y, en consecuencia, a la flexibilidad cognitiva.

¿Qué factores pueden ser importantes para que podamos facilitar dicha flexibilidad?

A pesar de que podemos intervenir desde cualquier edad, es cierto que la flexibilidad cognitiva se desarrolla rápidamente durante la infancia, en especial en los primeros años de la escuela primaria. Este es un momento óptimo para intervenir con actividades y juegos que desafíen a los niños a pensar de manera flexible y adaptativa. Alentar a que piensen sobre cómo están resolviendo un problema puede suponer una gran diferencia. Por ejemplo, después de completar una tarea, se les puede preguntar qué estrategias utilizaron y cómo podrían mejorar. Este tipo de reflexión fortalece su capacidad para adaptarse a nuevas situaciones y resolver problemas de manera más eficiente.

En el capítulo 5 tratábamos de descifrar el impresionante aporte que la terapia metacognitiva ha tenido sobre nuestras mejoras en el tratamiento de la ansiedad generalizada para dedicar espacios donde podamos reflexionar sobre cómo hemos llegado a determinadas conclusiones. Esto, más que las conclusiones en sí mismas, nos lleva a dar un paso atrás y ampliar nuestro campo de visión... ¿No es acaso este uno de los objetivos fundamentales en cualquier acción terapéutica que se precie, la de aprender a entender el mundo con los mismos ojos y con diferente mirada?

El ejercicio físico vuelve a ser clave en este caso, porque un estudio publicado recientemente desvela que, en tan solo un periodo de diez semanas, un aumento en la frecuencia de la actividad aeróbica se asoció con una mejoría en el rendimiento cognitivo, especialmente en la flexibilidad cognitiva, una medida de la función ejecutiva.[5]

Las características del entorno influyen directamente sobre ese aumento o disminución de la flexibilidad, como argumenta un estudio[6] publicado en el *Journal of Experimental Psychology*, en el que se demostraba que nuestro cerebro puede aprender a ser más adaptable y flexible con la práctica y el entorno adecuados.

Imaginemos a una persona que trabaja en una oficina y cuyo jefe le asigna dos tipos de proyectos: unos que requieren cambiar de tarea con frecuencia y otros que son más estables y no cambian mucho. En un día, se le pide que trabaje en un proyecto donde cada hora debe cambiar lo que está haciendo, como responder correos, preparar informes y asistir a reuniones. Al día siguiente, se le asigna otro donde solo tiene que desempeñar una tarea repetitiva durante todo el día. El estudio sería observar cómo rinde en estos dos días diferentes. Los investigadores descubrieron que, después de varias jornadas trabajando en el entorno donde cambia de tarea frecuentemente, la persona es más rápida en pasar a otra tarea. Es como si su cerebro se adaptara al entorno de cambios constantes y mejorara en esa habilidad.

Esto sugiere que si un individuo practica regularmente en un entorno que lo obliga a ser flexible (como cambiar de actividad en el trabajo asiduamente), con el tiempo se volverá más hábil en adaptarse rápido a nuevas tareas, no solo en ese entorno específico, sino en general. Por otro lado, si solo trabaja un día en ese entorno de cambio constante, no se verá la misma mejora significativa. Así como en el estudio, al trabajar con cambios frecuentes durante varios días se mejora la flexibilidad cognitiva. Esto demuestra que el cerebro aprende a ser más adaptable y flexible con la práctica y el entorno adecuados.

Para los jugadores de videojuegos tenemos una excelente noticia. Es verdad que no estaríamos hablando en general, sino que se han encontrado evidencias de que aquellos videojuegos de estrategia en tiempo real (RTS) (*Civilitations, StarCraft...*) pueden mejorar la flexibilidad cognitiva. Los investigadores compararon dos versiones del videojuego *StarCraft* y un juego de simulación de vida como control.

El estudio encontró que jugar videojuegos RTS, que requieren mantener y cambiar rápidamente entre múltiples fuentes de información, mejora de forma significativa la flexibilidad cognitiva en comparación con el grupo de control. Los participantes que jugaron a la versión más compleja de *StarCraft* (SC-2), que implica gestionar dos bases en lugar de una, mostraron mejoras más pronunciadas en tareas de flexibilidad cognitiva que los que jugaron con la versión más simple.

Estos hallazgos sugieren que el entrenamiento con videojuegos que demandan alta coordinación y cambios rápidos de información puede afinar las redes cerebrales implicadas en la flexibilidad cognitiva. Esta mejora no se observó en tareas no relacionadas, lo que indica que los beneficios del entrenamiento fueron específicos a la flexibilidad cognitiva. Los resultados también destacan la importancia de diseñar regímenes de entrenamiento que involucren múltiples procesos cognitivos para inducir plasticidad en los sistemas neuronales.

¿Y qué hay de la meditación? Aunque trataremos los beneficios de esta práctica en los últimos capítulos, podríamos adelantar que correlacionan positivamente la práctica de la meditación y los niveles de atención plena.[7] Los meditadores obtuvieron mejores resultados en todas las medidas de atención en comparación con los no meditadores. Además, la atención plena que reportaron fue mayor en los meditadores y mostró correlaciones de moderadas a altas con todas las medidas de atención. Este patrón de resultados sugiere que la atención plena está estrechamente vinculada a mejoras en las funciones atencionales y la flexibilidad cognitiva.

Estos hallazgos tienen relevancia para el equilibrio mental y el bienestar. La práctica de la meditación de atención plena parece mejorar nuestra capacidad para mantener la atención, evitar distracciones y adaptarnos a nuevas situaciones, lo que se traduce en una mayor flexibilidad cognitiva.

Personalidades anancásticas (en busca del control...)

Ananké es un personaje fascinante de la mitología griega, representa la necesidad y el destino. Según los mitos, Ananké es una deidad primordial, y se remonta a antes de que existieran los dioses y el universo mismo. Se la describe como una fuerza que incluso los dioses más poderosos no podían desobedecer, una figura que dictaba el destino y aseguraba que ciertas cosas simplemente tenían que suceder, sin escapatoria posible.

Suele simbolizarse como una serpiente que rodea el universo, que mantiene todo en orden y en su lugar correcto. Este control sobre el cosmos refleja cómo nada podía actuar fuera de los límites que ella imponía.

La idea de Ananké se conecta con el concepto moderno de personalidad anancástica en psicología. Una persona con personalidad anancástica tiende a ser extremadamente perfeccionista, meticulosa y rígida, semejante a cómo Ananké controlaba el universo. Estos individuos se sienten impulsados a seguir reglas estrictas y a organizar todo de forma meticulosa, en un intento de controlar su entorno para evitar la incertidumbre.

¿Quieres hacerte una idea acerca de si te emparejas con

estos rasgos? Vamos a intentar hacer un pequeño test. A continuación, tienes diez afirmaciones, y quiero que apuntes hasta en qué grado te sientes identificado con ellas. Utilizaremos una escala del 1 al 5, en la que 1 significa que no te sientes muy identificado y 5, que esta afirmación se amolda a ti como un guante. Vamos a ello:

1. **Organización y planificación:** «Siento la necesidad de tener todo organizado y planificado de antemano».

2. **Perfeccionismo en el trabajo:** «Reviso mi trabajo repetidamente para asegurarme de que está perfecto antes de considerarlo terminado».

3. **Flexibilidad:** «Me resulta difícil adaptarme a cambios o planes inesperados».

4. **Reglas y procedimientos:** «Me incomoda profundamente cuando las personas no siguen las reglas o los procedimientos establecidos».

5. **Delegación de tareas:** «Prefiero hacer las cosas por mí mismo porque otros podrían no hacerlo al nivel de detalle que yo requiero».

6. **Culpabilidad y autocrítica:** «Me siento culpable o me critico a mí mismo si no cumplo con mis propios estándares de perfección».

7. **Control sobre las emociones:** «Intento controlar mis emociones y mantenerlas en orden todo el tiempo».

8. **Decisiones y dudas:** «A menudo me cuesta tomar decisiones porque temo no elegir la opción perfecta».

9. **Gasto y economía:** «Soy extremadamente cuidadoso con el dinero que gasto, incluso cuando no es necesario».

10. **Relaciones y expectativas:** «Mis expectativas sobre cómo deben comportarse los demás suelen causar tensiones en mis relaciones personales».

Para cada afirmación, has elegido una puntuación entre 1 y 5. Ahora, para saber más sobre tus rasgos anancásticos, simplemente suma todas las puntuaciones. Esto te dará un total que puede ir desde un mínimo de 10 hasta un máximo de 50 puntos.

¿Qué significa tu puntuación?

10 a 20 puntos: baja presencia de rasgos anancásticos. Esto indica que raramente exhibes comportamientos asociados a la necesidad de control extremo, rigidez o perfeccionismo. Es probable que te adaptes con facilidad a los cambios y seas flexible en tus expectativas.

21 a 35 puntos: presencia moderada de rasgos anancásticos. Muestras algunos comportamientos típicos de una personalidad anancástica, pero estos no dominan tu conducta. Puedes tener algunos momentos de rigidez o perfeccionismo, pero generalmente logras mantener un equilibrio.

36 a 50 puntos: alta presencia de rasgos anancásticos. Los rasgos como el perfeccionismo, la rigidez y la necesidad de control son una parte prominente de tu personalidad, lo que podría estar afectando tu bienestar y tus relaciones. Quizá te sea útil considerar maneras de introducir más flexibilidad en tu vida o buscar asesoramiento profesional para manejar estos rasgos.

Consejos adicionales:

Usa este test como una herramienta para reflexionar sobre cómo ciertos aspectos de tu personalidad afectan tu vida diaria, pero no le des más importancia. La validez de este test no está contrastada, y se refiere tan solo a un intento de aproximación al concepto, como una forma de entenderlo mejor.

Los individuos con personalidad anancástica se caracterizan por su búsqueda constante de la perfección para evitar errores. Aunque esto a veces les trae recompensas, también puede convertirse en una trampa. Son hiperresponsables, trabajan hasta tarde y se comprometen en exceso, incluso cuando no se sienten bien. No soportan bien la incertidumbre y siguen reglas estrictas, lo que les provoca ansiedad si no pueden seguir su rutina, y tienden a tratar de controlar su entorno para mantener el orden que necesitan.

Tienen un fuerte sentido de la justicia y siempre buscan hacer todo por mérito propio sin dañar a otros. Sin embargo, suelen tener dificultades en sus relaciones, exigen mucho a su pareja y les cuesta mostrar sus emociones. No aceptan el fracaso en su vida personal o profesional, por lo que sienten incomprensión y soledad. Buscan una perfección imposible, lo que provoca que nunca terminen sus tareas. Además, anticipan lo peor y no creen merecer cosas buenas, lo ven todo en blanco y negro, sin puntos intermedios. El fracaso es algo muy negativo y no una oportunidad para aprender.

También son muy sensibles a las críticas y dan mucha importancia a las opiniones de los demás debido a su inseguridad y baja autoestima. Tienen grandes dificultades para delegar tareas o trabajar en equipo a menos que los demás sigan su forma exacta de hacer las cosas. Todo esto los lleva a vivir estresados y preocupados, rara vez se relajan o disfrutan de la vida.

El club de los elefantes blancos

Entenderemos mejor los rasgos, tanto del perfeccionismo como de la búsqueda de control, si nos damos cuenta de que, en el fondo, es una organización de características configuradas en torno a una herida emocional. La persona que actúa de esta manera lo hace como una reacción a un dolor temido que configura sus defensas.

¿De qué se defiende la persona en este caso? La perfección es una tirita que nos ponemos para protegernos de la sensación de inseguridad y del miedo a fracasar.

Se dice que existe una gran inseguridad detrás del perfeccionismo, pero cuesta entender qué humano no posee esa sensación. La duda y la incertidumbre están presentes en cada persona que habita el mundo, y el problema no es tanto cómo podemos eliminarlas, sino cómo podemos convivir con ellas.

El perfeccionismo es un sistema, como la evitación y la anticipación de las que hemos hablado, que, aunque parece proporcionar un alivio temporal, no termina de resolver el problema. Es más, lo agrava al generar un problema secundario.

Creemos que los problemas se solucionarán cuando, con todo nuestro esfuerzo, ascendamos la colina que se yergue ante nosotros, cuando logremos alcanzar la cima y hayamos resuelto el siguiente problema que nos acosa. Así, pensamos que la vida de verdad comenzará después de encontrar una pareja o conseguir ese ascenso, y por un momento ignoramos que esas colinas nos llevan a otras nuevas. Pero... cuando tienes una pareja, surgen las dificultades que implica compartir una vida con alguien, y un ascenso conlleva nuevas responsabilidades.

En la mitología griega, Sísifo es conocido por ser el rey astuto y tramposo de Éfira (Corinto). Fue condenado por los dioses a un castigo eterno en el tártaro (el inframundo). Su castigo consistía en empujar una enorme roca colina arriba, solo para que, al llegar casi a la cima, la roca rodara de nuevo hacia abajo, lo que lo obligaba a empezar de nuevo. Esta tarea interminable simboliza un esfuerzo sin sentido y una lucha perpetua contra una tarea imposible.

Albert Camus, el filósofo y escritor francés, exploró la historia de este rey griego en *El mito de Sísifo* (1942). En este ensayo, Camus aborda la cuestión del sentido de la vida y el absurdo de la existencia humana. Propone que la vida puede ser vista como un esfuerzo sin sentido, similar a la tarea de Sísifo, pero plantea una pregunta crucial: ¿puede Sísifo ser feliz?

Camus argumenta que, a pesar de la aparente futilidad de su tarea, Sísifo puede ser feliz. Esta felicidad no proviene de alcanzar un objetivo final, sino de la aceptación de su destino y de encontrar significado en el acto mismo de empujar la roca, de forma análoga a como se plantea en la filosofía zen. El zen enseña que la vida y la realización no están en la consecución de metas específicas, sino en la plena presencia y atención en cada momento. Los actos, por insignificantes que parezcan, son una oportunidad para estar completamente presente y consciente. Esto se refleja en actividades cotidianas como lavar los platos, caminar o respirar. Así, la ceremonia del té (*chanoyu*) es una práctica profundamente influenciada por el zen. En esta ceremonia, cada movimiento, desde la preparación hasta el consumo del té, se realiza con una atención meticulosa y una presencia plena. El *ikebana* es el arte japonés del arreglo floral, donde se busca la armonía entre las flores, los tallos y el contenedor, donde se enfatiza la simplicidad, el equilibrio.

En los Juegos Olímpicos de Londres 2012, el arquero surcoreano Im Dong-Hyung sorprendió al mundo entero al batir el récord mundial de tiro con arco. Lo excepcional de esta hazaña no era simplemente el nuevo récord, sino que Dong-Hyung no podía conducir, leer, ni manejarse bien con un ordenador. No porque fuera analfabeto, como uno podría inferir, sino porque era ciego.

A pesar de su increíble logro, en las Olimpiadas tuvo

que conformarse con la medalla de bronce. Dong-Hyung había decidido no participar en los Juegos Paralímpicos, prefirió competir en las Olimpiadas convencionales.

Para tratar de entender a un arquero como Dong-Hyung, podemos mirar hacia otro arquero en la historia. El filósofo Eugen Herrigel, durante su estancia en Japón, quedó fascinado por la disciplina del tiro con arco y escribió un magnífico tratado titulado *El zen en el arte del tiro con arco*. En este libro, Herrigel narra su experiencia y las enseñanzas recibidas por uno de los maestros más notables y reconocidos en esta mezcla de arte y disciplina: Anwa Kenzo. Este solía decir:

«El tiro con arco no se realiza tan solo para acertar el blanco; la espada no se blande para derrotar al adversario; el danzarín no baila únicamente con el fin de ejecutar movimientos rítmicos. Ante todo, se trata de armonizar lo consciente con lo inconsciente. En el fondo, el tirador apunta a sí mismo y tal vez logre acertar en sí mismo».

Para Kenzo, el objetivo no era tanto dar en el blanco como adiestrar la mente.

Muchos de los consultantes, cuando buscan ayuda, desean aprender a combatir su ansiedad, convertirse en mejores espadachines o mejores tiradores, y encontrar la técnica que les permita triunfar. Sin embargo, es importante entender que, a veces, el enfoque en mejorar constantemente puede convertirse en una trampa. El filósofo Alan Watts decía que «la verdadera disciplina del zen comienza solo en el punto en que el individuo ha dejado completamente de intentar mejorarse a sí mismo. La razón es que el intento de mejorar o de actuar sobre uno mismo es una forma de encerrar la acción en un círculo vicioso, es como tratar de morderse los propios dientes».

Esto no significa que no debamos esforzarnos por crecer y desarrollarnos, sino que debemos hacerlo desde la aceptación y la comprensión de nosotros mismos, en vez de una constante lucha por ser diferentes de lo que somos. La clave está en encontrar un equilibrio donde el deseo de mejora no se convierta en una fuente adicional de ansiedad y autocrítica.

En lugar de ver la mejora personal como una batalla contra nuestras propias deficiencias, podemos abordarla como un proceso de autodescubrimiento y autoaceptación. Al dejar de luchar contra nosotros mismos y aceptar nuestras imperfecciones, liberamos una gran cantidad de energía que se puede canalizar hacia un crecimiento genuino y sostenible.

Nos centramos en el trastorno de ansiedad como si fuera el problema principal, pero, en realidad, es solo una señal de nuestra lucha interna, nuestras decisiones, nuestros deseos y nuestras acciones. No nos damos cuenta de que hace tiempo tomamos decisiones que han cambiado nuestros objetivos en la vida. Elegimos vivir guiados por el miedo y no por nuestros deseos. Decidimos buscar una seguridad que no existe. Es inútil decir que no deberíamos querer seguridad; lo importante es entender que la seguridad no existe, buscarla duele y, cuando creemos encontrarla, no nos satisface. Lo fundamental es aceptar que no hay ninguna seguridad y que la vida puede continuar a pesar de la incertidumbre. Ninguna flecha que acierte en el blanco va a darnos eso.

El arquero ciego de nuestra historia, Dong-Hyung, tenía un 20 por ciento de visión en un ojo y un 10 por ciento en el otro. No podía permitirse el lujo de buscar referencias externas; su única guía era su propia percepción interna. Él no apuntaba a la diana, sino a sí mismo, en un intento por alcanzar una armonía interna que muchos con plena visión jamás lograrían comprender.

«Por largo tiempo me parecía que la vida estaba a punto de comenzar—escribió Eduardo Galeano—. La vida de verdad. Pero siempre había algún obstáculo en el camino, algo que resolver primero, algún asunto sin terminar, tiempo por pasar, una deuda que pagar. Solo entonces la vida comenzaría. Hasta que me di cuenta de que esos obstáculos eran mi vida».

No es un fracaso concreto lo que se teme, sino la experiencia del fracaso en sí misma. No es un acontecimiento específico lo que se evita, sino la experiencia de la incertidumbre y la inseguridad. Al igual que aquellos con fobias que evitan lo que temen por miedo a no poder soportarlo, por miedo a entrar en contacto con algo que los consuma, la persona se protege de experiencias que cree que no podrá soportar. Para hacerlo, elude cualquier contacto con estas.

La belleza de la perla deriva de una enfermedad, dice Karl Jasper, y, ciertamente, las perlas que tanta admiración nos provocan son el resultado del dolor. Cuando una sustancia extraña entra en la ostra, como un grano de arena, esta la recubre con capas y capas de nácar para proteger el interior frágil de la ostra. Y de todo ese dolor sale una belleza impensable.

Es curioso observar cómo el dolor a veces no es la última parada. En ocasiones, no siempre, la vivencia del dolor nos da cierta perspectiva en la que la belleza de la fragilidad nos muestra el enorme potencial de lo que somos y de lo que podemos alcanzar.

De nuevo, no conviene pasarnos de ingenuos, no todo dolor desemboca en una mejora; a veces, muy al contrario, nos hace peores, resentidos, amargados. Sin embargo, es cierto que entonces el asfalto se agrieta y algunas flores atraviesan el cemento. Me pregunto cuál es el secreto de esa encrucijada, por qué en ocasiones una mala experiencia nos hace mejores o peores.

Quizá depende del terreno en el que caigan esas experiencias. No solo depende del individuo, también del contexto donde se mueve, de la idea que tenemos acerca de nosotros, de los otros y del mundo, sin olvidar su flexibilidad cognitiva o sus creencias y valores.

Tal vez sea bueno recordarte que algunas experiencias dolorosas no tienen por qué representar el final de nada, sino más bien el principio de algo, que las ostras y el corazón pueden construir verdaderas perlas que alguna vez recuerdes como lo más valioso que haya pasado por tu vida.

Algunos apuntes para un elefante blanco

¿De qué hablas realmente cuando hablas de fracaso?

La palabra «fracasar» proviene del italiano *fracassare*, que significa «romper» o «hacer pedazos». Esta etimología refleja nuestra concepción del fracaso: una ruptura, algo que se ha hecho añicos. Lo consideramos como un estado permanente, no como una etapa o una circunstancia pasajera. Sin embargo, si reflexionamos, podemos ver que romperse puede ser tanto el final como el principio de algo nuevo. Esta ruptura nos obliga a buscar nuevas respuestas y adoptar diferentes acciones y planteamientos para seguir adaptándonos a la vida.

No obstante, el problema de la persona no es el fracaso en sí, sino la creencia de que no será capaz de soportarlo, de que carece de una estructura interna que lo sostenga, ya que, al apostar todo al caballo ganador, no sabe cómo continuar si no sucede esto. Tal vez aquí radica la cuestión, y se relaciona con un aspecto fóbico: entender que hay vida después de que las cosas no salgan como esperábamos.

A ciertas alturas de la vida, uno puede darse cuenta de que lo difícil no es tanto ser grande; lo verdaderamente complicado es aceptar la pequeñez y la vulnerabilidad, y permanecer en lugar de escapar. Nos entrenaron para ser héroes, grandes e invencibles, pero no nos prepararon para la fragilidad y la vulnerabilidad que inevitablemente sentiríamos.

Podríamos evocar una cita de Carl Sagan: «Si contamos todos los granos de arena de todas las playas del mundo, no estaríamos ni acercándonos a la cantidad de estrellas que existen en el universo». Este pensamiento puede provocar una profunda reflexión, al hacernos sentir la enormidad del universo y nuestra propia pequeñez.

Cada rostro con el que te cruzas en la calle no es simplemente un fondo en la escena de tu vida; esos individuos tienen sus propias vidas, tan ricas y complejas como la tuya. Después de esos breves momentos de atención, continúan existiendo, pensando en qué preparar para la cena, enamorándose y desenamorándose, amando a sus hijos y amigos, y, a veces, como tú, encontrando difícil soportar a otros.

En ocasiones nos comportamos como si el mundo estuviese ahí para nosotros, casi como una posesión, pero si hay algo parecido a la felicidad, esta no puede consistir tanto en tener cosas, o personas, sino en formar parte de ellas.

«Si no hay café, entonces no quiero chocolate», reza un aforismo. Y viene a ilustrar que la idealización es una de las principales fuentes de conflicto personales. Venimos a la cafetería de la vida en busca de ese café tan maravilloso que nos habían prometido, o que habíamos pensado que tendríamos. Pero en algunas, sino en una mayoría de ocasiones, no existe ese café perfecto, y la respuesta ante este contratiempo es la de enfadarnos y decepcionarnos. Entonces quizá el camarero u otro cliente nos sugiere que podríamos tomar un chocolate, o una manzanilla, y acompañarlo de unos bollos que no están nada mal. Pero en nuestro empeño decimos que eso no es lo que queremos.

Pero querer es diferente a necesitar, y cuando manejamos conceptos rígidos, obviamos que muchas personas han sido presas de su propia necesidad de éxito y han olvidado lo que de verdad necesitaban. En la búsqueda incesante de éxito, a menudo confundimos la admiración con el amor y entendemos que ser admirados es lo mismo que ser queridos. Este error nos lleva a perseguir logros y reconocimiento, creyendo que esto llenará nuestros vacíos emocionales.

Por ejemplo, un hombre de negocios puede dedicar toda su vida a construir un imperio, lo que implica sacrificar tiempo con su familia y amigos, solo para darse cuenta demasiado tarde de que lo que realmente necesitaba era conexión y afecto, no aplausos y trofeos. De manera similar, un artista puede obsesionarse con la fama y el reconocimiento, que le permitirán disfrutar de una sensación de valía, cuando en realidad lo que busca es aceptación y pertenencia.

En este proceso, las personas pueden sufrir estrés, ansiedad y soledad, atrapadas en un ciclo donde el éxito externo no logra satisfacer las necesidades internas más profundas. La constante presión por mantener ese éxito para seguir gozando de admiración puede llevar a la fatiga y al desgaste emocional, ya que cada logro se convierte en una nueva carga, una nueva expectativa que cumplir.

> El objetivo es pasar del ideal de perfección a la búsqueda de la autenticidad.

¿Quieres parecer o quieres ser?

Julio César decía de su esposa que no solo debía ser una mujer virtuosa, sino que además debía parecerlo. Parecer y ser son dos verbos que conviene separar, ya que a menudo estamos más centrados en lo primero que en lo segundo. Parecer está cerca de sostener una apariencia. Por ejemplo, no es lo mismo parecer seguro que ser seguro, y, es más, a menudo son dos acciones que se perjudican entre sí, ya que intentar aparentar seguridad hace que me sienta tremendamente inseguro al tratar de sostener esa apariencia, porque el que parece algo, en realidad, no lo es.

Nuestro perfeccionismo no sucede en el vacío, sino que muchas veces está modulado por las miradas de los demás, está esperando un público. Pero al contrario de la visión del narcisista, que desea ser admirado y ratificado de forma idealizada como sustituto del amor, en este caso nos encontramos con que casi todo se hace para evitar el reproche.

El perfeccionista es inseguro, pero, de nuevo, ese no es el problema. El problema es que no tolera la sensación de inseguridad que intenta ocultar a toda costa. Esa misma sensación con la que se siente traicionado, que transpira por su cuerpo a pesar de todos los esfuerzos por eliminarla con todo tipo de productos para disimularla. Es entonces cuando surge una emoción clave: la vergüenza.

Algunos estudios han demostrado una correlación reveladora entre el miedo al fracaso y algunas emociones.[8] Se ha encontrado que los individuos con un alto miedo al fracaso reportaron significativamente más vergüenza tras una experiencia de fracaso percibida en comparación con aquellos con bajo miedo al fracaso, incluso después de controlar otras emociones negativas. Estudios realizados en niños en entornos escolares también revelaron que aquellos con mayores niveles de vergüenza tendían a generalizar más su fracaso y se sentían más cercanos a su madre, lo cual podría reflejar una mayor dependencia emocional. Estos niños eran menos propensos a compartir sus experiencias de fracaso con sus padres y más inclinados a hablar de sus éxitos, lo que sugiere una estrategia para manejar la vergüenza.

La novela *El adversario*, de Emmanuel Carrère, ofrece una inquietante exploración de estos temas. Basada en hechos reales, narra la vida de Jean-Claude Romand, un hombre que durante casi dos décadas llevó una vida de mentiras, haciéndose pasar por un respetado médico e investigador. Romand construyó una fachada perfecta, no tanto para ser admirado, sino para evitar el reproche y la vergüenza a los que temía enfrentarse si su verdadera situación salía a la luz.

Esta historia es una tragedia en múltiples actos. Nacido en un entorno modesto, Romand se matriculó en la facultad de Medicina, pero falló en su primer examen y, en lugar de repetirlo, comenzó a vivir una mentira que se expandiría durante dieciocho años. Fingió continuar sus estudios, graduarse y trabajar como investigador en la Organización Mundial de la Salud (OMS) en Ginebra. Mientras tanto, pasaba sus días vagando, leyendo y realizando pequeños recados para mantener su fachada.

Romand vivía de los ahorros y préstamos de sus familiares y amigos, quienes confiaban ciegamente en su falsa identidad. La presión de mantener esta ilusión y la constante amenaza de ser descubierto lo llevaron a un punto de quiebre. En enero de 1993, al borde del abismo y sintiéndose acorralado, tomó la decisión de asesinar a su esposa, a sus dos hijos, a sus padres y al perro de la familia. Después intentó suicidarse, aunque sin éxito.

Pocos ven lo que somos, pero todos ven lo que aparentamos, y es cierto que estamos tan acostumbrados a disfrazarnos para los demás que, al final, nos disfrazamos para nosotros mismos.

La velocidad es para el carril de aceleración

Existe una leyenda negra, una especie de superstición, que rodea a la revista *Sports Illustrated*. Según esta creencia popular, el deportista que aparece en su portada está condenado a sufrir una mala racha al año siguiente. Este fenómeno es conocido como la «maldición del *Sports Illustrated*». Pero ¿qué hay detrás de esta supuesta maldición?

Cada año, *Sports Illustrated* nombra al Deportista del Año y destaca a aquellos atletas que han tenido rendimientos excepcionales. Entre los nombres que han adornado esta portada se encuentran leyendas como Michael Jordan, Muhammad Ali y Tiger Woods. La selección de estos deportistas se basa en sus logros sobresalientes durante la temporada, lo que hace que sus marcas parezcan casi inalcanzables.

Sin embargo, la maldición parece golpear después de este

reconocimiento: el rendimiento de algunos atletas no se mantuvo al mismo nivel excepcional. Esto es exactamente lo que sucedió con Tiger Woods, quien, después de aparecer en la portada, experimentó una disminución en sus victorias y se enfrentó a varios desafíos tanto dentro como fuera del campo de golf. Michael Jordan, aunque continuó siendo un jugador destacado, también tuvo temporadas menos espectaculares tras su reconocimiento.

La razón detrás de esta *maldición* no es una fuerza sobrenatural, sino un fenómeno estadístico conocido como regresión a la media. Este concepto explica que, después de un rendimiento extremadamente bueno, es probable que el desempeño de un deportista vuelva a niveles más típicos o promedio en el tiempo. En otras palabras, después de alcanzar picos excepcionales, las actuaciones tienden a normalizarse.

No estás obligado, y tampoco es posible, a dar el cien por cien de ti todo el tiempo. El hecho de que tengas una habilidad determinada, o una gran capacidad de trabajo, no hace que sea obligatorio recurrir siempre a ella. Se produce una especie de círculo vicioso en la que, al principio, la persona es recompensada por sus habilidades o su gestión y, después, las expectativas que se depositan en esa persona la obligan casi a tener que asumir ese papel de forma continua.

Eres mucho más de lo que haces, y si te has acostumbrado a recibir la aprobación a través de tus acciones, se acaba reforzando un sentimiento en el que la propia valía está condicionada a esas expectativas. Así, tiene sentido mientras haces, solucionas, reparas, actúas y acabas transformándote en una herramienta. De hecho, es similar a una adicción porque la persona termina buscando esa explosión de dopamina que le proporciona la recompensa de la aprobación, y, sin embargo, sus efectos no duran para siempre.

La idealización de la que estamos hablando dificulta seriamente el establecimiento de límites, lo que termina perjudicando al individuo: se tiraniza y se exige absolutos que no puede cumplir. Se establece una relación absolutamente condicional, en la que se ha planteado que solo merece la pena aquello que cumple las expectativas.

Los límites son como las vallas en un jardín. No están allí para aprisionarnos, sino para protegernos y definir el espacio en el que podemos crecer y prosperar. Sin límites claros, nos exponemos a la invasión constante de demandas externas e internas, que drenan nuestra energía y socavan nuestro bienestar.

Para empezar a establecer límites saludables, es esencial reconocer nuestras propias necesidades y limitaciones. Esto puede sonar simple, pero, en la práctica, requiere una introspección honesta y una disposición para priorizar nuestro bienestar.

Marcar un límite supone un punto de dolor, ya que es un reconocimiento por parte de la persona de que no es infalible, es ser consciente de la propia vulnerabilidad y ahondar en ella. Pero solo desde esa conciencia puede surgir el autocuidado. El dolor no está diseñado para ignorarlo o superarlo, sino para atenderlo, ya que nos obliga a cambiar o a modificar nuestro entorno.

No olvides caerte un poco mejor

Harold Abrahams fue un atleta británico que compitió en los Juegos Olímpicos de 1924 en París. Su historia se narra en la película *Carros de fuego*. Abrahams, que era judío, simboliza la lucha por la aceptación y el reconocimiento en una sociedad que aún enfrenta barreras de discriminación. Su visión de la competición, sin embargo, podía volverse en su contra, como se refleja en la siguiente escena. Este diálogo ocurre después de que Abrahams pierde una carrera, su interlocutora es Sybil Gordon, una actriz de quien está enamorado:

—Harold, ¿qué te pasa? ¿De qué tienes miedo?

—Tengo miedo de perder. Pero más que eso, tengo miedo de ganar. He conocido el miedo a perder, pero ahora casi tengo demasiado miedo de ganar.

—No tienes que demostrar nada. No a mí.

—Sí, tengo que justificar mi existencia. Eso es para lo que he estado entrenando. Por eso me someto a todo esto. Si no puedo ganar, ¡no correré!

—Si no corres, no puedes ganar.

Este diálogo representa con bastante precisión la relación que una persona con un acusado nivel de perfeccionismo puede tener consigo misma. La paradoja es que para que algo mejore necesita una corrección, pero al querer aceptar solo la imagen idealizada y no exponernos a que las cosas no salgan según lo previsto no ponemos en marcha las mejoras pertinentes. Es como un cocinero que no se atreve nunca a probar su comida por miedo a que no esté buena, pero eso le hace más ignorante todavía.

Así, puedes llevar años escribiendo una novela en secreto, pensando en un proyecto, estar enamorado de alguien y nunca decirlo, siempre con la idea de que debes estar mejor preparado, esperando una idea o un momento mejor, postergando para cuando te sientas más capaz. Pero la novela continúa en el cajón, y la persona de la que estás enamorado sigue sin saberlo.

Esta espera constante se convierte en una trampa que nos inmoviliza. El miedo a no estar a la altura nos roba la oportunidad de vivir plenamente. Cada día que pasa sin actuar es un día perdido, un día en el que podrías haber aprendido algo nuevo, mejorado tu obra o incluso descubierto que tus miedos eran de papel.

Piensa en la historia de Franz Kafka, quien escribió obras maestras como *La metamorfosis* y *El proceso*, pero nunca se sintió satisfecho con su trabajo. Kafka dejó instrucciones a su amigo Max Brod de quemar todos sus escritos inéditos después de su muerte. Afortunadamente, este ignoró sus deseos y publicó muchas de sus obras, que hoy se consideran entre las más importantes de la literatura del siglo xx. La inseguridad de Kafka por poco nos priva de su genialidad.

Casi de manera autorreferencial, en su libro *El proceso*, Kafka incluye una parábola que ilustra la paradoja de la espera interminable. En la historia del guardián, un hombre del campo llega ante la puerta de la Ley, custodiada por un guardián. El hombre pide permiso para entrar, pero el guardián le dice que no puede dejarlo pasar en ese momento. El hombre espera y espera, durante años, sentado junto a la puerta, preguntando constantemente si puede entrar. El guardián siempre responde que es posible, pero no ahora. El hombre envejece esperando, hasta que, en su lecho de muerte, pregunta al guardián por qué nadie más ha intentado entrar en todos esos años. El guardián responde que esa puerta era solo para él y ahora va a cerrarla.

No todas las personas nacemos iguales, ni en las mismas circunstancias, pero solemos vivir dolores parecidos. Cuentan que en 1643 Marco Severino, un estudiante de Medicina, diseccionó un cadáver para su estudio y, para su sorpresa, descubrió que todos sus órganos vitales estaban en otro sitio. El hígado, el páncreas y el corazón habían cambiado de acera. Y es que algunas personas están hechas al revés y no lo sabemos. Se denomina *situs inverso* a esta condición en la que algunos órganos están en la posición contraria o cambiados de sitio.

Lo más curioso es que si todo tu cuerpo está traspapelado, no es tan grave que si solo una parte se independiza del orden natural. Las personas con todos los órganos cambiados de lado no suelen tener demasiados problemas, pero si solo es el miocardio el que lo está, ya es otro tema, porque de todos los casos de rebeldía posicional el más grave es el del corazón.

Si tu corazón no está en su sitio, es mejor que lo acompañes. Puedes dejar solo al hígado o al páncreas porque son duros, pero no al corazón. Claro que necesitas a los tres para vivir, pero no dejes que tu corazón se endurezca demasiado, lo necesitas para no morirte de frío.

El resultado es solo una parte del proceso...

Y el proceso es mucho más que el resultado.

En una entrevista, el tenista Roger Federer, hablando sobre la famosa final de Wimbledon de 2008 que disputó con Rafa Nadal, comentaba: «En el tenis la perfección es imposible. De los 1.526 partidos que jugué en mi carrera gané el 80 por ciento. Pero os quiero preguntar: ¿qué porcentaje de los puntos creéis que gané en esos partidos? Solo el 54 por ciento. Incluso los mejores tenistas ganan apenas más de la mitad de los puntos que juegan».

En nuestra sociedad actual, a menudo se valora más el resultado final que el proceso que lleva a alcanzarlo. Esta mentalidad puede encaminarnos a una visión sesgada y simplista de los acontecimientos, en especial en personas con tendencias perfeccionistas. El perfeccionismo, centrado exclusivamente en los resultados, nos empuja a evaluar nuestras experiencias y logros solo por sus resultados tangibles, y se ignora el valor y el aprendizaje inherentes al proceso.

Cuando solo nos enfocamos en el resultado, caemos en la trampa de una visión reduccionista. Nos privamos de la oportunidad de apreciar los pequeños éxitos, los esfuerzos diarios y las lecciones aprendidas en el camino. Este enfoque limitado no solo distorsiona nuestra percepción, sino que también aumenta nuestra probabilidad de sentirnos angustiados y frustrados.

El perfeccionismo crea una ilusión de control absoluto sobre los resultados, lo cual es imposible en la realidad y solo conduce a una mayor frustración.

Hay una vieja historia que habla de un anciano sabio, que poseía una yegua que era envidiada por todos en el pueblo, pues la consideraban un signo de su gran fortuna. Un día, la yegua se escapó, y los vecinos, compadecidos, le comentaron la mala suerte que había tenido. El hombre, tranquilo, solo respondió: «Quizá».

Tiempo después, la yegua regresó y trajo consigo un caballo salvaje. Los vecinos, al verlo, proclamaron lo afortunado que era, a lo que el hombre nuevamente respondió: «Quizá». Cuando su hijo intentó domar al caballo salvaje, cayó y se rompió una pierna. Todos comentaron la desgracia, y el hombre simplemente dijo: «Quizá». Al poco tiempo, unos soldados llegaron al pueblo para reclutar a los jóvenes para la guerra. Debido a su pierna rota, no se llevaron al hijo del hombre, lo que los vecinos calificaron como una gran suerte. Y, como siempre, el hombre concluyó: «Quizá».

Lo más interesante que te dará el mundo no es nada material, ni nada que no puedas compartir. Lo más interesante del mundo es cómo nos relacionamos con él. Y si nos damos cuenta, estoy diciendo cómo y no para, porque es mucho más interesante formar parte de algo que poseerlo. El término actual del que deriva brindar es *bring dich*, que en alemán significa «yo te ofrezco». Como ves, un mismo acto puede significar muchas cosas diferentes. Para las personas la vida puede tener significados muy distintos y esos significados pueden cambiar en días, meses o años.

La mayor parte de lo que de verdad importa no sirve para nada porque no puede ser un fin en sí mismo. En el momento en que intentamos que sirva para algo, lo perdemos. Así que podemos levantar la copa porque estaría bien brindar hoy por ti... Tú no estás aquí para cumplir ninguna meta, no estás aquí para cumplir las expectativas de nada ni de nadie. No estás aquí para que no te critiquen porque no vas a ganar ningún concurso. Estás aquí porque merece la pena celebrarse, y debes encontrar tu fiesta a tu modo.

7

La selva del tigre

Tras haber sorteado las distracciones del mono y la inmovilidad de la vaca, Nayan y Bodhi se adentraron en una densa selva. La vegetación era espesa y los sonidos de la naturaleza se intensificaban a cada paso. Esta parte del viaje parecía más desafiante, no solo por el terreno, sino porque algo en el aire hacía que Bodhi estuviera más inquieto de lo habitual.

Nayan, siempre alerta a las señales de su compañero, notó que el elefante levantaba la trompa y se movía de un lado a otro, como si buscara algo. La selva estaba llena de murmullos, susurros entre las hojas, rumores que parecían venir de todas direcciones. Según avanzaban, las sombras de los árboles proyectaban figuras que cambiaban y se entrelazaban, creando un ambiente de constante incertidumbre.

Entonces, Nayan lo vio: un tigre majestuoso, con ojos penetrantes y un pelaje que se mimetizaba con el entorno. El tigre no atacaba, pero su presencia era imponente. Se movía con sigilo, observando cada movimiento de Nayan y Bodhi.

Caminaban con cautela por la densa selva, Nayan y Bodhi comenzaron a vislumbrar una estructura oculta entre la vegetación. A medida que se acercaban, el contorno de un antiguo templo abandonado se hizo más claro. La fachada estaba cubierta de enredaderas y musgo, y sus muros de piedra, aunque erosionados por el tiempo, aún mostraban grabados y relieves intrincados de criaturas míticas y símbolos sagrados.

La entrada al templo estaba custodiada por dos estatuas de guardianes, ahora desgastadas pero aún imponentes, que parecían vigilar celosamente el lugar. En el interior, la luz del sol se filtraba a través de los agujeros en el techo, dibujando haces de luz que iluminaban el polvo en suspensión, lo que daba al lugar un aire místico y sereno.

El ambiente dentro del templo era de una calma sobrecogedora. A medida que Nayan y Bodhi se adentraban en el santuario, sentían una paz profunda y reconfortante. El tigre, que había seguido sus pasos, se detuvo en la entrada. Sus ojos, antes llenos de ferocidad, mostraban ahora un destello de temor y reverencia. Tras unos instantes de contemplación, el tigre dio media vuelta y se adentró de nuevo en la selva, dejando a Nayan y Bodhi en la seguridad del refugio sagrado.

Una sociedad que mira con otros ojos

El 7 de noviembre de 2019, en el Staples Center de Los Ángeles, LeBron James hizo historia al convertirse en el máximo anotador de la NBA y superar a Kareem Abdul-Jabbar. Este logro fue un hito deportivo, pero también un reflejo de los tiempos modernos, capturado magistralmente por el fotógrafo Andrew D. Bernstein. La foto del momento se volvió viral rápidamente, pero no solo por la hazaña deportiva.

En la imagen, se puede ver a casi todos los espectadores grabando el momento con sus teléfonos móviles, inmortalizando la canasta histórica a través de sus pantallas. Entre la multitud, destaca una figura que contrasta con esta tendencia: Phil Knight, el fundador de Nike. Sentado en primera fila, junto a los hijos de LeBron, Knight observa el juego con las manos entrelazadas, sin ningún dispositivo que interfiera con su vista. Este contraste entre Knight y el resto del público se ha convertido en un símbolo de las diferentes formas de disfrutar momentos históricos.

El rapero Eladio Carrión, presente en el estadio, llevó esta tendencia al extremo al grabar un vídeo selfi durante el lanzamiento, siguiendo toda la secuencia de espaldas a los jugadores. Incluso los hijos de LeBron, sentados en la primera fila, optaron por ser testigos del momento a través de sus móviles.

Este contraste generacional ha avivado un debate sobre cómo vivimos y disfrutamos los eventos históricos en la era digital. ¿Preferimos capturar estos momentos a través de una pantalla, a riesgo de no vivirlos plenamente? La imagen de Phil Knight, gozando del momento con sus ojos analógicos, plantea interrogantes sobre cuánto ha cambiado el mundo en tan poco tiempo.

La primera vez que mi hija hizo una función del colegio mi mujer me pidió que grabara la actuación. Estaba en primera fila, y mientras sostenía el móvil para grabar a mi particular LeBron eché la vista atrás... y me quedé muy extrañado ante el bosque de móviles que se cernía. En ese momento tomé una decisión: fue cuando comprendí que no me merecía la pena grabar algo para verlo en algún momento de mi vida, si había decidido capturar ese momento intensamente, no quería coleccionar una experiencia, sino vivirla.

Esta escena ofrece mucho que pensar, ya que refleja el espíritu de cambio que se ha operado en nuestra cultura. En esta sección se explorará y entenderá si hay aspectos culturales que puedan explicar fenómenos como la hiperreflexión, la preocupación y la rumiación.

Es importante, no obstante, que este capítulo no se convierta en un «tic generacional». Hace más de cuatro mil quinientos años, en Sumeria, se recogió por escrito una de las frases más repetidas por la humanidad. Los arqueólogos encontraron las primeras tablillas escritas conocidas. Algunas hablaban de reyes, de sus batallas, logros y conquistas. Sin embargo, hubo una frase que se inmortalizó para siempre y que resume un sesgo aún no superado: «Las generaciones de ahora ya no respetan a sus mayores». Esta tendencia natural, aunque no se sabe si necesaria, se ha mantenido a lo largo del tiempo. Los *baby boomers* se lamentaban del vacío generacional que dejaba la generación X, que a su vez se quejaba de la falta de compromiso de la generación Y. Por otro lado, los *millennials*, los llamados «niños de cristal», han empezado a mirar con hartazgo los contoneos de TikTok de la generación Z. Quién sabe qué dirá de todo esto la generación Alfa.

Años atrás no éramos capaces de hacernos una idea de la increíble repercusión que tendría internet y su establecimiento paulatino en nuestra sociedad. Hoy podemos asegurar que los beneficios que nos ofrece son muchos: buscar trabajo, apuntarnos a formaciones a distancia, ampliar nuestros conocimientos intelectuales, la comodidad de hacer compras sin tener que movernos del sillón, saber cómo llegar a direcciones que desconocemos y cómo hacerlo más rápidamente, pero sin duda uno de los ámbitos que más ha experimentado un crecimiento e importancia exponencial ha sido el de las redes sociales.

Estas redes, en su corta existencia de poco más de dos décadas, han conseguido modificar la realidad social. Es un medio que ha facilitado que millones de usuarios nos pongamos en contacto directo e inmediato sin tener en cuenta la hora, el lugar o cualquier otra cuestión que podía mediatizar en la comunicación antes de su existencia. Los teléfonos móviles abandonan su misión tradicional, la de ser un instrumento de comunicación oral, para pasar a contar con una amplia funcionalidad, con diversas aplicaciones de comunicación además de la conversación convencional.

En 2024, hay más de cinco mil millones de usuarios activos de redes sociales en todo el mundo, lo que representa el 62,6 por ciento de la población global.[1] Facebook sigue siendo la plataforma más popular con más de tres mil millones de usuarios activos mensuales, seguida por YouTube con dos mil quinientos millones y WhatsApp con dos mil millones de usuarios. En promedio, los usuarios de redes sociales pasan 143 minutos al día en estas plataformas. TikTok es la aplicación donde más tiempo se invierte, con un promedio de 33 horas y 38 minutos al mes.[2]

Instagram es especialmente popular entre los jóvenes, con el 32 por ciento de usuarios que oscilan entre 18 y 24 años, y el 90 por ciento de los usuarios sigue al menos a una empresa en la plataforma. En comparación, la mayoría de los usuarios de Facebook tienen entre 25 y 34 años, lo que representa el 18,3 por ciento de su base global. En cuanto al uso de dispositivos móviles, los adultos en Estados Unidos pasan un promedio de 46 minutos al día en YouTube, con lo que supera a otras plataformas como TikTok y Facebook. A nivel mundial, el uso del móvil para actividades no comunicativas, como la búsqueda de información, está asociado negativamente con el bienestar subjetivo.[3]

El uso problemático de smartphones se correlaciona con un menor bienestar en varios aspectos, incluyendo la autonomía y el control ambiental. Los estudios han mostrado que un uso excesivo está asociado con mayores niveles de estrés y menores niveles de satisfacción con la vida.[4] Además, la comparación negativa con otros usuarios en redes sociales puede aumentar el estrés y disminuir la felicidad, una tendencia observada especialmente entre los jóvenes que usan intensivamente estas plataformas.[5]

La integración de redes sociales y dispositivos móviles en la vida cotidiana sigue creciendo, afectando significativamente cómo las personas interactúan y perciben el mundo. Aunque estas plataformas ofrecen oportunidades para la comunicación y el entretenimiento, también es crucial ser consciente de los posibles impactos negativos en el bienestar emocional y mental.

Se afirma que uno de los grandes logros del diablo fue hacernos creer que no existía, y una de las creencias más extendidas e ingenuas es la de que poseemos libre albedrío absoluto. Aunque es fácil comprobar que existen leyes que determinan el comportamiento observando a un perro u otra mascota, aceptar esto en los seres humanos es mucho más complicado. Nos regimos por tendencias que nos ayudan a predecir cómo nos comportaremos en diferentes situaciones. Las redes sociales poseen algo que ningún psicólogo o científico tiene: enormes cantidades de datos e ingenieros dedicados a interpretarlos. Si estos datos se utilizan correctamente, la captura de nuestra atención se afina cada vez más.

Un fenómeno como el del terraplanismo no se puede entender sin considerar la influencia de YouTube. La idea de que la humanidad creía que el mundo era plano hasta la época de Colón es un mito. Desde los tiempos de Eratóstenes, alrededor del año 200 a. C., ya se sabía que la Tierra era redonda. La Iglesia aceptó esta idea hace mucho tiempo. El terraplanismo moderno es un invento del siglo XIX, pero siempre fue cosa de unos pocos iluminados. Las teorías sobre el terraplanismo comenzaron a circular en YouTube sin mucho impacto inicial, hasta que en 2015 la aplicación cambió su algoritmo. Hasta ese momento, YouTube mostraba los vídeos más populares de una temática específica, pero se dieron cuenta de que esa no era la fórmula más efectiva para mantener la atención de los usuarios. La emoción que más alimenta plataformas como Twitter o YouTube es la indignación. La indignación moral y la polarización resultan extremadamente atractivas para los seres humanos. Las redes sociales promueven contenido cada vez más especializado y, dentro de lo especializado, las posturas más polémicas son las que más nos atraen. Esta polarización sirve para mantenernos enganchados, ya que estamos constantemente expuestos a contenido que nos indigna y nos lleva a compartirlo. Mientras tanto, nos presentan publicidad y, mientras contrastamos la información del bando contrario, los anunciantes nos ofrecen diversos productos y servicios.

Este cambio en el algoritmo de YouTube en 2015[6] priorizó los vídeos que generaban más interacción, especialmente aquellos que causaban indignación y controversia, lo que llevó a que las teorías conspiranoicas, como el terraplanismo, ganaran más visibilidad y atrajeran a un mayor número de personas. Este enfoque en la polarización no solo mantiene a los usuarios más tiempo en la plataforma, sino que también los hace más susceptibles a la manipulación y a la influencia de los anunciantes, incrementando las oportunidades de monetización para la plataforma. La combinación de indignación, polarización y la estructura del algoritmo fomenta un ciclo de retroalimentación donde los usuarios se ven atrapados en un constante estado de confrontación, reforzando sus propias creencias y aumentando la división social.

FOMO *vs.* MOMO

Ten cuidado. Nos están robando el tiempo.

Michael Ende, autor de la famosa novela *La historia interminable* (1973), con *Momo* nos invitó a reflexionar sobre nuestra relación con el tiempo. La historia de Momo, una niña pequeña con el don de escuchar, nos lleva a un viaje a través de un mundo donde el tiempo se convierte en una mercancía robada por los siniestros hombres grises. Estos sombríos personajes persuaden a las personas a *ahorrar* tiempo, pero en realidad lo están robando, dejando a la gente apurada, ansiosa y vacía.

La trama se desenvuelve en una ciudad atemporal, centrada en un anfiteatro en ruinas donde Momo vive y se convierte en la confidente y amiga de todos. Los hombres grises, quienes representan las fuerzas modernas de la productividad y la eficiencia a toda costa, logran convencer a los ciudadanos de que deben ahorrar tiempo para ser más productivos. Sin embargo, este *ahorro* les roba su capacidad de disfrutar de la vida, de la conversación, de la amistad y de la paz interior. Es aquí donde Momo, con su inusual capacidad para escuchar, se convierte en la heroína que combate con estos ladrones del tiempo.

En la sociedad moderna nos enfrentamos a dos mensajes contradictorios. Por un lado, se nos impulsa a ser hiperproductivos, a valorar cada momento en función de su utilidad y eficiencia, como si cualquier tiempo no dedicado a la producción fuera tiempo desperdiciado. Al mismo tiempo, nos bombardean con la idea de que el verdadero objetivo de la vida es acumular experiencias y buscar siempre vivir más y más aventuras. Esta dualidad nos deja atrapados entre la necesidad de ser siempre productivos y la presión de no perdernos nada, creando un constante estado de ansiedad y descontento.

El término FOMO, acrónimo de *Fear Of Missing Out*, describe la sensación de ansiedad que surge al pensar que otros están teniendo experiencias más satisfactorias que nosotros. Este fenómeno ha sido exacerbado por la proliferación de las redes sociales, donde vemos constantemente una versión curada y optimizada de las vidas de los demás. Lo que comenzó como una simple comparación social ha evolucionado en una epidemia moderna, alimentando la ansiedad y la insatisfacción personal.

Patrick J. McGinnis acuñó el término en un artículo en 2004, pero su relevancia se disparó poco después. La constante exposición a las actualizaciones de las redes sociales, las fotos de vacaciones, las celebraciones y los logros de otros, nos lleva a sentir que estamos perdiendo algo importante. Este miedo nos impulsa a estar siempre conectados revisando nuestras pantallas y buscando la validación que parece escaparse de nuestras manos.

FOMO se caracteriza por una constante comparación social, donde nuestro valor personal se mide contra los momentos más destacados de los demás. Esta comparación no solo es injusta, sino que es engañosa, ya que rara vez vemos las luchas y los momentos de aburrimiento de otros. En cambio, estamos inundados con imágenes de éxito y felicidad, lo que crea una presión interna para vivir a la altura de esas expectativas poco realistas.

Hay factores que modulan la intensidad de esta sensación y la sensación de insatisfacción, como demuestra el estudio realizado por Metin Deniz en 2021.[7] Reunió a 323 estudiantes universitarios y les pidió que completaran cuestionarios sobre su autoeficacia social (es decir, lo seguros que se sienten en sus habilidades sociales), su nivel de FOMO y su satisfacción con la vida. Los resultados fueron bastante reveladores. Descubrió que los estudiantes que se sentían más seguros en sus habilidades sociales tendían a tener menos FOMO y, como consecuencia, estaban más satisfechos con sus vidas. En otras palabras, aquellos que no estaban tan preocupados por perderse las cosas que suceden a su alrededor, sino que confiaban en sus habilidades para interactuar socialmente, eran más felices.

¿Sabías que encerrar el móvil en el cajón del dormitorio puede influir en tu bienestar? Un estudio realizado por Nicola Hughes y Jolanta Burke[8] exploró cómo la restricción del uso de smartphones en el dormitorio afecta la felicidad y la calidad de vida. Participaron noventa y cinco personas, divididas en un grupo experimental y un grupo de control. Se concluyó que aquellos que dejaron de usar sus smartphones en el dormitorio durante una semana experimentaron mejoras significativas en su felicidad subjetiva y en su calidad de vida y una reducción del riesgo de adicción a los smartphones. Además, el 93,6 por ciento de los participantes consideraron continuar con esta práctica en el futuro.

El estudio indica que restringir el uso de smartphones en el dormitorio no solo mejora la calidad del sueño, sino también las relaciones, la concentración y el bienestar general. Aunque los efectos medidos fueron pequeños, fueron estadísticamente significativos, subrayando la importancia de establecer límites en el uso de dispositivos móviles para mejorar la salud mental y la satisfacción con la vida.

Otros estudios han explorado la influencia del apoyo social en la satisfacción con la vida y cómo este puede moderar los efectos negativos del FOMO. Por ejemplo, investigaciones han demostrado que el apoyo social puede reducir las conductas adictivas relacionadas con el uso excesivo de smartphones y la mala calidad del sueño, factores que contribuyen a la insatisfacción y el deterioro del bienestar emocional y físico. También se ha encontrado que la satisfacción de las necesidades psicológicas básicas es crucial para mitigar el FOMO, ya que la falta de estas necesidades puede llevar a un aumento en el FOMO y, en consecuencia, a una menor satisfacción con la vida.[9]

Una sociedad idiota

Es interesante observar cómo una palabra puede evolucionar y cambiar su significado a lo largo del tiempo y a través de diferentes culturas. El término «idiota», que originalmente en la Grecia antigua se refería a alguien ajeno a los asuntos públicos y al servicio público, se transformó gradualmente en un término peyorativo. Esto refleja el alto valor que los antiguos griegos ponían en la participación cívica y el debate público, y que consideraban que la falta de interés en estos asuntos era un signo de ignorancia o egocentrismo. Es decir, el interés principal de uno es uno mismo.

Ahora los psicólogos estamos acostumbrados a proclamar que el primer amor de uno debe ser uno mismo, que no debes hacer nada que no te apetezca hacer, que tienes que seguir tus deseos. Veréis, todo eso ha estado bien dentro de un contexto. A veces la fuerza de la comunidad puede ser enormemente benéfica, y otras, muy destructiva. La comunidad puede ser tremendamente excluyente con aquello que no comulga con ella. En *1984* Orwell nos habla del gran hermano, ese mundo terrible donde se castiga al individuo por ser individuo. Como hemos hablado en determinadas ocasiones la moral puede ayudarnos como grupo, pero también puede ser peligrosa, puede decirle a una mujer qué debe o no hacer con su cuerpo, o cuál es su lugar, o excluir a aquellas personas que no siguen un precepto. Pero es posible que, en el fondo, al tratar de combatir eso, hemos contribuido a una idiotización, en este sentido griego del que hablábamos antes. La solución parece haber sido entendernos como consumidores de la vida, donde el objetivo es experimentar, y ver qué puedo sacar de todo esto. Creo que el individualismo ha llegado a entenderse de manera errónea como «yo primero», en lugar de «yo también». Y esto ha tenido una serie de consecuencias que han afectado a nuestra salud mental.

El filósofo coreano Byung-Chul Han realiza un interesante análisis de la sociedad de nuestro tiempo en su obra *La sociedad del cansancio*. Argumenta que vivimos un exceso de positividad. Y se refiere, no tanto al artificio de la dictatura del pensamiento positivo, sino a lo positivo, como lo propio, y lo negativo como lo otro. Así pues, la figura del otro ha ido disolviéndose cada vez para construir una sociedad ensimismada en su propio narcisismo. Cada vez buscamos más confirmación que nos reafirme como somos y obviamos la presencia de aquello que no es como nosotros pensamos.

En otro tiempo el sujeto se encontraba *sujeto* a una sociedad que no le dejaba expresarse como deseaba. En este momento de la historia, sin embargo, hemos dejado de estar sujetos, hemos eliminado los referentes de lo distinto y todo ha de ser homogéneo.

A pesar de nuestra conectividad global, paradójicamente, un tercio de las personas se siente solo, y el uso excesivo de estas plataformas digitales parece intensificar esta soledad. Esta soledad involuntaria trae consigo riesgos significativos para la salud, comparables a fumar o la obesidad. En Japón ya han creado un ministerio para la soledad en respuesta a su preocupante aumento en la sociedad japonesa: en 2021 se estableció el Ministerio de Soledad y Aislamiento. Esta institución se enfoca en combatir la soledad no deseada a través de la creación de comunidades locales más fuertes y el fomento de las relaciones sociales. Según informes del Gobierno, la soledad ha afectado a más de dieciséis millones de personas en Japón, desde ancianos que se sienten abandonados hasta jóvenes solitarios que no pueden adaptarse a las presiones de la sociedad moderna. Pero no es el único país: el Reino Unido y otros países europeos han empezado a crear ministerios similares. En todo el mundo, alrededor de trescientos millones de personas padecen depresión. En Europa, de las sesenta mil personas que mueren por suicidio consumado cada año, más de la mitad estaban deprimidas. En España, el suicidio es la causa externa más frecuente de muerte por encima de los accidentes de tráfico, la segunda entre jóvenes de quince a veintinueve años. Desde que comenzaron las restricciones de la pandemia, el porcentaje de españoles que aseguran sentirse solos ha pasado del 11,6 por ciento al 18,8 por ciento.

Así pues, el individualismo también tiene sus costes. Investigaciones recientes en el Reino Unido han tomado la iniciativa en el desarrollo de medidas para medir y paliar el negativo impacto de la soledad no deseada en su población. Han hecho estudios para conocer hasta qué punto puede provocar problemas mentales, pero también físicos. Uno de ellos concluye que las personas que están solas tienen más probabilidad de sufrir no solo depresión, sino también problemas cardiacos, muerte temprana o tensión arterial. Durante la pandemia, hemos visto en las residencias de nuestro país progresiones de demencias que nunca habíamos visto; al cortar la comunicación y el contacto con los profesionales y las familias, los enfermos se han deteriorado como nunca. En España, según datos de Cruz Roja, el 27 por ciento de los mayores que atienden no reciben visitas de sus familiares nunca.

Sin embargo tenemos que ver que el objetivo no es recetar gente a diestro y siniestro, sino tratar de ver cómo nos relacionamos y buscar relaciones desde una óptica constructiva. Para los tímidos e introvertidos, aviso para navegantes, no se trata del número, sino de la calidad de las relaciones.

¿Qué beneficios obtenemos de las interacciones sociales y cómo nos ayudan a tener relaciones de calidad?

1. **Fortalecimiento del sistema inmunitario:** según el científico social John Cacioppo,[10] la expresión de los leucocitos es sensible a nuestra vida social. En personas solitarias, se observa un aumento en la regulación de genes que activan respuestas inflamatorias y una disminución en aquellos que regulan respuestas antivirales, aumentando la susceptibilidad a la inflamación e infecciones virales. El mismo autor ha confirmado que el hecho de estar en pareja suele actuar como un protector del sistema inmune. Ha demostrado que el nivel de satisfacción y una red de conexiones sociales pueden fortalecer el sistema inmunitario.

Otro estudio simulaba una misión al planeta Marte, en el que se analizaba en una posible tripulación los efectos del aislamiento prolongado y el confinamiento en la respuesta inmunitaria humana, simulando una misión de 520 días a Marte.[11] Seis hombres sanos participaron en esta misión simulada, durante la cual se recolectaron muestras de saliva y sangre en varios puntos temporales para evaluar sus condiciones neuroendocrinas e inmunológicas. Los resultados mostraron niveles elevados de cortisol, un aumento en el número de linfocitos y respuestas inmunitarias incrementadas, caracterizadas por una mayor producción de citocinas proinflamatorias.

2. **Reducción de hospitalizaciones:** el aislamiento en personas mayores en Estados Unidos cuesta a Medicare casi siete mil millones de dólares anuales, principalmente debido a hospitalizaciones y visitas a emergencias. Tener una red social confiable puede reducir la necesidad de estos servicios. Se utilizan datos del Health and Retirement Study vinculados a reclamaciones de Medicare para evaluar cómo el aislamiento objetivo (medido por la cantidad de contactos sociales y la red social) y la soledad (evaluada mediante una escala de tres ítems) predicen el gasto posterior de Medicare. Los resultados muestran que el aislamiento objetivo predice un mayor gasto, con un aumento de 1.644 dólares estadounidenses por beneficiario anualmente, sobre todo debido a hospitalizaciones y cuidados en hogares de ancianos, mientras que la soledad predice un menor gasto. A pesar de recibir más atención médica, los beneficiarios aislados tenían un 31 por ciento más de riesgo de muerte.[12]

3. **Mejoras en la salud física y mental:** un programa intergeneracional de la UCLA demostró mejoras en el colesterol, la presión arterial, el peso y la movilidad en adultos mayores que interactuaban regularmente con niños en escuelas primarias. Otro estudio en Japón[13] examinó los efectos de un programa semanal intergeneracional en la calidad de vida relacionada con la salud mental de los adultos mayores y en sus síntomas depresivos. En este programa, adultos mayores y niños en edad escolar se reunían semanalmente para par-

ticipar en actividades conjuntas. Durante seis meses, los investigadores observaron que la calidad de vida mental de los adultos mayores mejoró significativamente. Estos reportaron sentirse más conectados y con un mayor sentido de propósito gracias a las interacciones con los niños. Además, aquellos que presentaban síntomas de depresión experimentaron una reducción notable en los mismos a lo largo del programa. El estudio también evaluó las percepciones iniciales de los niños sobre los adultos mayores, las cuales ya eran positivas desde el inicio, y encontraron que estas percepciones se mantuvieron estables durante el programa. Las actividades conjuntas no solo proporcionaron un sentido de pertenencia y propósito a los adultos mayores, sino que también fomentaron un ambiente de comprensión y respeto mutuo entre las generaciones. Las interacciones regulares y significativas entre niños y adultos pueden tener un impacto positivo importante en la salud mental y emocional de los participantes mayores, promoviendo una mejor calidad de vida y bienestar general.

4. **Protección cognitiva en la vejez**: según un informe del Global Council on Brain Health, las actividades y vínculos sociales significativos ayudan a mantener la agudeza mental y la solidez de la memoria en la vejez. Otro estudio realizado con una muestra de 19.832 adultos mayores encontró que la participación en actividades sociales predecía un mejor funcionamiento cognitivo a lo largo del tiempo. Este efecto fue comparable en magnitud a otros factores bien establecidos como la salud física, la depresión y la actividad física. La participación social no solo mejoró la función cog-

nitiva en cada punto temporal, sino que también predijo mejoras a lo largo del tiempo, lo que subraya la importancia de un estilo de vida socialmente activo para el envejecimiento cognitivo exitoso.[14]

El síndrome de Barbie. El nuevo narcisismo

El selfi no existiría sin los móviles. No son solo autorretratos; son mucho más. Los pintores han hecho autorretratos antes, como Velázquez en *Las meninas*, Rafael, Tiziano, Rembrandt, Van Gogh, Goya o Picasso. Pero entre todos, destaca Alberto Durero. La gran diferencia es que Durero quería reflejar la realidad tal como era, sin filtros, por curiosidad, no para buscar aprobación.

El selfi, en cambio, simboliza un deseo de autoperfección. Tomamos veinte selfis para quedarnos con uno y, además, usamos filtros en ese con el que nos quedamos. En el mito de Narciso, los dioses lo castigan para que solo pueda enamorarse de sí mismo. El narcisismo moderno nos hace enamorarnos no tanto de quienes somos, sino de quienes podríamos llegar a ser, nos inunda de ideales y nos aleja de la realidad que hay detrás de ellos.

Theodore Millon fue un psicólogo clínico y teórico reconocido por sus significativas contribuciones al estudio de los trastornos de la personalidad. Investigó y escribió acerca del narcisismo, nos mostró en sus ensayos que la personalidad se forma en torno al qué, al dónde y al cómo.

1. **Qué buscamos:** algunas personas pueden buscar la satisfacción y el placer en sus acciones (por ejemplo, disfrutar de una buena comida), mientras que otras pueden enfocarse en evitar el dolor o las situaciones in-

cómodas (como no asistir a una reunión social por temor al rechazo).

2. **Dónde lo buscamos:** hay personas que encuentran
sus refuerzos internamente, a través de sus propios
pensamientos y emociones (por ejemplo, meditar para
alcanzar la paz interior). Otras personas, en cambio,
buscan refuerzos externos, como el apoyo y la aprobación de los demás (como, recibir elogios por un trabajo
bien hecho).

3. **Cómo actuamos:** hay quienes afrontan los desafíos de
manera activa y toman la iniciativa para resolver problemas o alcanzar metas (por ejemplo, inscribirse en
un curso para mejorar sus habilidades). Por otro lado,
algunas personas optan por una actitud más pasiva, esperan que las circunstancias cambien por sí solas o que
otros resuelvan sus problemas (como, no buscar empleo y esperar a que alguien les ofrezca un trabajo).

De acuerdo con esto, ¿cómo encajaría una sociedad narcisista?

1. **Qué buscamos:** las personas narcisistas suelen buscar
el placer en la forma de atención, admiración y reconocimiento. Están interesadas en destacar y recibir hala-
gos por sus habilidades o apariencia. Evitan el dolor al
negar o minimizar sus propias debilidades y errores, y
pueden despreciar a los demás para mantener su auto-
imagen grandiosa.

2. **Dónde lo buscamos:** en el caso de la sociedad narcisista, la fuente principal de refuerzo proviene de los demás. Lo importante no es tanto ser, sino parecer. Las
personas necesitan la validación externa para sostener
su autoestima y sentirse especiales. Aunque consigan

ese objetivo, en realidad, dependen de los demás para recibir esa confirmación constante de su valor.

3. **Cómo actuamos:** las personas narcisistas tienden a ser activas en la búsqueda de sus objetivos, ya que quieren sobresalir y ser el centro de atención. Sin embargo, esta actividad puede estar orientada principalmente a satisfacer sus propias necesidades y deseos, sin tener en cuenta el bienestar de los demás. Además, es probable que adopten comportamientos manipuladores o dominantes para conseguir lo que quieren.

En la sociedad moderna, hemos creado un nuevo tipo de narcisismo diferente al mito clásico. Antes, el narcisista se veía a sí mismo como superior a los demás. Hoy, vivimos en una cultura de comparación constante, donde las redes sociales nos muestran un escaparate de vidas perfectas y experiencias estimulantes. Esto nos lleva a sentirnos obligados a no ser peores que los demás, y jugamos no tanto para ganar, sino para no perder. Nunca antes habíamos tenido tantas oportunidades de comparación; ahora podemos acceder a las vidas ideales de los demás con solo un clic.

Aristóteles interpretó la envidia no solo como el deseo de poseer lo que otros tienen, pero también como el sufrimiento que surge de ver el éxito ajeno, lo que a menudo se transforma en resentimiento. Históricamente, el *mal de ojo* simbolizaba este resentimiento y la necesidad de protección contra él. Aunque hoy en día el concepto está menos presente, especialmente en Occidente, la envidia sigue siendo común. La envidia puede impulsar a desear lo que otros tienen, pero también puede ser paralizante cuando rumiamos sobre por qué otros tienen lo que nosotros no. Esto puede llevar al *Schadenfreude*, la satisfacción ante el fracaso ajeno, lo que revela una faceta oscura de la naturaleza humana. La envidia no solo causa malestar interno, sino que puede hacer que sacrifiquemos nuestro bienestar por ver fracasar a los demás.

Algunos estudios indican que el uso prolongado de Facebook e Instagram aumenta las comparaciones personales, lo que conduce a baja autoestima y ansiedad. Los usuarios suelen compartir solo aspectos positivos de sus vidas, y eso fomenta una cultura de comparación. Investigadores de la Universidad Nacional de Singapur concluyeron que esta tendencia a compartir solo lo positivo contribuye negativamente al bienestar de los usuarios.

Nunca habíamos tenido tantas oportunidades para conocer personas, pero eso me recuerda a tiempos con menos discos, libros, canciones y películas. Antes, cuando comprabas un disco, escuchabas todo el álbum, incluso aquellas pistas que no te gustaban al principio, porque no había la opción de tener todos los discos disponibles. Este esfuerzo hacía que esas canciones, libros o películas tuvieran un significado más íntimo. La búsqueda implicaba que poníamos algo de nosotros en ella, y eso le daba valor.

Hoy, con plataformas como Spotify y Netflix, tenemos tantas opciones que resulta difícil elegir, siempre sintiendo que nos estamos perdiendo algo. Nos hemos convertido en consumidores voraces, pero no hay nada de nosotros en lo que consumimos, y así terminamos convirtiéndonos en productos que consumen. Damos un nuevo significado a la alienación, ya que no solo olvidamos para qué hacemos las cosas, sino también para qué las consumimos.

Este fenómeno se traslada a las relaciones personales, donde la facilidad de encontrar nuevas personas en aplicaciones como Tinder convierte la maravilla de conectar en una pesadilla. La gente se vuelve desechable cuando ya no es conveniente, y esto nos hace temer perder el tiempo, tanto con contenido como con personas.

La atelofobia, también conocida como el síndrome de Barbie, hace referencia al miedo intenso a la imperfección. Este término alude a la icónica muñeca que, durante décadas, ha representado un estándar inalcanzable de belleza y perfección. En la reciente película sobre Barbie, se ha intentado darle una nueva dimensión a este personaje, cuestionando y deconstruyendo los estereotipos que la rodean. La atelofobia refleja la presión social de alcanzar ideales imposibles, lo que genera ansiedad y baja autoestima en quienes se sienten obligados a cumplir con estos estándares. Se caracteriza por un temor intenso y persistente a no alcanzar metas, objetivos o expectativas, ya sean autoimpuestas o dictadas por otros. Este miedo lleva a las personas a creer que nunca son lo suficientemente perfectas y genera estrés, ansiedad y otros problemas de salud mental. Los individuos con atelofobia tienden a experimentar una profunda inseguridad y desconfianza en sus propias habilidades, y evitan activamente situaciones o desafíos que puedan traducirse en éxito por temor a no cumplir con las expectativas o a decepcionar a otros. Este síndrome, que afecta predominantemente a mujeres y ha sido vinculado a estereotipos de perfección como el representado por la muñeca, puede desencadenar ansiedad, depresión y baja autoestima. No se limita al simple perfeccionismo, sino que es una condición más grave que induce respuestas físicas y comportamentales anómalas ante ciertas situaciones, circunstancias u objetos específicos.

Lo importante no es solo lo que haces por este miedo, además es muy importante lo que dejas de hacer.

A continuación, haremos una reflexión para ver de dónde puede surgir este miedo. Como puedes suponer, todo esto no viene de la nada.

1. **Las experiencias pasadas,** en particular los fracasos o las críticas negativas, pueden dejar una marca profunda y generar un miedo persistente al fracaso en futuras situaciones. Según investigaciones publicadas en *Journal of Experimental Social Psychology*, la manera en que las personas procesan y reaccionan a sus desaciertos afecta significativamente su bienestar posterior. Aquellas que han sido objeto de críticas negativas, en muchas ocasiones, desarrollan mecanismos de defensa que se traducen en un temor exacerbado a errar de nuevo. Este aspecto es más relevante de lo que podría parecer a simple vista. La evitación es uno de estos mecanismos de defensa: nos distanciamos del dolor que nos inflige el fracaso. Nuestra capacidad para manejar la frustración a menudo está muy relacionada con tendencias perfeccionistas. Considera que si basas tu forma de actuar esperando que todo resulte tal como lo planeaste, te encontrarás con frecuencia con resultados desfavorables, pues la realidad raramente se ajusta a nuestros ideales. Tal vez, en lugar de centrarte en el perfeccionismo, sería más útil reflexionar sobre la razón de la intensidad de tu reacción ante la frustración.

2. **Expectativas sociales o familiares:** ¿estás familiarizado con el experimento que IKEA realizó usando dos plantas? En un centro educativo, se dispusieron dos plantas en condiciones idénticas: misma luz, mismo fertilizante. Sin embargo, se les expuso a diferentes grabaciones: una de ellas, a mensajes positivos de los estudiantes, y la otra, a mensajes negativos. El resultado fue sorprendente: mientras una planta se marchitó, la otra permaneció vibrante y saludable. Personalmente, me resulta difícil creerlo, ya que no veo cómo una

planta puede discernir entre enunciados gramaticales. Sin embargo, lo que es innegable es que nosotros, como seres humanos, hemos sido receptores de ambos tipos de mensajes por parte de familiares, amigos y educadores, y es evidente que estos mensajes influyen en nuestra salud y autoestima. Según el Instituto Nacional de Salud Mental, solo el 15 por ciento de los adolescentes de entre trece y dieciocho años experimentan fobias específicas, principalmente atelofobia. Las víctimas de atelofobia desarrollan un miedo extremo a la imperfección. Se sienten aterrorizados de hacer todo lo posible y dejan de experimentar con nuevas ideas.

3. **Comparación con otros:** hace muchos años, cuando el metal aún no era el monstruo musical que es hoy, Dave Mustaine fue expulsado de una banda llamada Metallica. Sí, esa Metallica. ¿El motivo? Bueno, al parecer, no se llevaba demasiado bien con sus compañeros del grupo. Puedes imaginarte lo devastador que debió de ser para un joven guitarrista con sueños de rock estelar. La mayoría de nosotros probablemente nos habríamos escondido bajo una roca o, al menos, habríamos cambiado de profesión. Pero Dave no.

¿Cuál fue su respuesta? Creó Megadeth, otra banda de heavy metal que, con el tiempo, vendería más de veinticinco millones de copias en todo el mundo. ¡Eso es impresionante! Cualquiera diría que es un éxito rotundo, ¿verdad? Bueno, para Dave no exactamente. A pesar de todo el estrellato, dinero y fama que obtuvo con Megadeth, lo que de verdad le molestaba era que Metallica vendió mucho más: superaron los ciento veinticinco millones de copias. Su satisfacción, lo que hizo y logró quedó eclipsado por la comparación.

En una era dominada por las redes sociales, la comparación constante con otros se ha tornado omnipresente. Un estudio del *Journal of Abnormal Psychology* encontró que el uso excesivo de plataformas sociales aumenta la tendencia a compararse negativamente con otros, lo que puede alimentar un temor a no ser tan exitoso o competente como los demás.

4. **Baja autoestima:** la confianza en uno mismo es el pilar de muchas de nuestras acciones y decisiones. Sin embargo, la falta de confianza y una baja autoestima pueden ser paralizantes. De acuerdo con *Psychology Today*, aquellos con baja autoestima son más propensos a experimentar temores irracionales relacionados con el fracaso, ya que se perciben a sí mismos como menos capaces o dignos de éxito.

Viviendo en una sociedad líquida

Uno de los grandes males que debemos tener en cuenta de cómo se comunica la salud mental en nuestra sociedad es que se pone el énfasis en que la recuperación depende única y exclusivamente del individuo, y si hemos definido la ansiedad como una alarma que nos indica que algo no está siendo gestionado bien, tendríamos que empezar a plantear si esa gestión deficitaria es única y exclusiva del individuo o es que como sociedad estamos fallando en algo. ¿De verdad que nuestro estilo de vida es inocuo y solo pasa factura al que se lo merece, al que no es suficientemente fuerte? ¿Estamos en una sociedad que nos genera más ansiedad?

La modernidad líquida, un término acuñado por el sociólogo Zygmunt Bauman, viene a decir que la sociedad y las personas que la habitamos nos comportamos como los fluidos, como los líquidos.

Al igual que los casquetes polares se están derritiendo, el hielo se ha derretido bajo nuestros pies y hemos inaugurado una época en la que los líquidos han de adaptarse a los recipientes que los contienen.

Una modernidad líquida da lugar a individuos flotantes. Nos referimos a personas que carecen de vínculos sólidos y estables en un contexto social caracterizado por la fluidez y la constante transformación. En una sociedad líquida, las relaciones, los trabajos y las estructuras sociales son temporales y cambiantes, lo que deja a estos individuos en una situación de incertidumbre y constante adaptación, sin un sentido claro de identidad o pertenencia. Quizá esto se deba en parte a que esa búsqueda se da en el vacío, porque hemos dejado de correr por equipos y nos centramos en la carrera en solitario.

Hay una entronización de la experiencia de ser yo. Ser uno mismo se ha convertido en el centro de todo. Mirar por uno mismo está bien, pero se ha confundido tener necesidades con creer que todas nuestras aspiraciones deben cumplirse. El deseo se encuentra en el centro de la mesa. La psicología, al convertir al sujeto en su objeto de estudio, ha contribuido también a todo esto. Se le ha dicho al individuo que la primera persona a la que debe amar es a sí mismo, que el cielo es el límite, que debe alejarse de las personas tóxicas y acercarse solo a aquello que nos da un rédito o puede contribuir a nuestro crecimiento.

Ya no basta con vivir; ahora hay que destacar y exprimir cada experiencia, autorrealizándose más que los demás. Hay que fotografiar los viajes, las comidas y luego subirlo todo a Instagram. De repente, todos tenemos escaparates y nosotros somos el producto.

Las personas buscan constantemente su «verdadero yo» o «la mejor versión de uno mismo», pero ese concepto es muy complejo. ¿Realmente se cree que se va a llegar a un estado ideal donde se encuentre el verdadero yo y se quede así para siempre? El mensaje constante es que uno podría ser mejor y tiene la obligación de serlo. Pero ¿mejor para qué? Es comprensible aplicar esto a un objeto, pero ¿a una persona? Los objetos se juzgan por su utilidad, sin embargo ¿para qué debe servir una persona? De esta manera hemos cosificado la experiencia.

En realidad, se está buscando una imagen estática de perfección, en la que se cambia constantemente de moda, de pareja, de experiencias. A veces parece que vivir es como hacer un crucero con cincuenta destinos, donde te bajas, haces una foto y lo tachas de la lista.

La inmediatez hacia la que nos dirigimos como consumidores provoca que nuestros ciclos de recompensas sean cada vez más cortos e insustanciales, por lo que buscamos nuevos estímulos, amparados en la novedad o espectacularidad. Confundimos la euforia con la felicidad, y eso nos lleva a convertirnos a nosotros mismos en objetos de consumo. Cuando empezamos a tratar a las personas como cosas y terminamos humanizando los objetos de consumo, comenzamos a tener un problema. Fomentamos una conexión hacia fuera mientras nos desconectamos a nosotros mismos. Y eso implica que solamente nos prestamos atención cuando aparece una sintomatología lo suficientemente espectacular como para hacer un alto. Es entonces cuando nos prestamos atención, pero, en lugar de escuchar el mensaje, como señalábamos, escuchamos la alarma. La compulsión por comprar cosas nuevas y emocionantes, solo para sentir que la satisfacción desaparece rápidamente después de la compra. Esta búsqueda constante de gratificación puede dejar a las personas sintiéndose vacías y desconectadas de lo que realmente importa en la vida.

Un factor que no podemos pasar por alto en el consumo es el impacto de las redes sociales y cómo estas han cambiado la manera de ver el mundo. Nunca nuestra mirada había alcanzado tantas realidades, y a la vez, ha corrido el riesgo de polarizarse tanto. Numerosos estudios apuntan a cómo las redes terminan generando opiniones más sesgadas y extremas de la realidad, que resulta cada vez más dicotómica. Cuando Facebook introdujo el botón «me gusta» en 2009, las personas pasaron de comentar y argumentar una opinión a colocarse entre dos polos que explicaban todo lo que había que decir; ya solo podíamos estar a favor o en contra.

No podemos exagerar; el cambio es inevitable, por mucho que nos esforcemos en detenerlo. No vamos a prohibir ChatGPT, las redes sociales o Tinder, porque en sí no son el problema. El problema es cómo nos adaptamos a estos cambios. Es importante entender que cada era trae sus propios desafíos, y necesitamos conocer mejor el origen de estos problemas para abordarlos adecuadamente.

Cuando se legalizó el divorcio, mucha gente se alarmó, pero luego, muchas de las personas que se habían alarmado se divorciaron y no les pareció tan mal invento. Probablemente, algunos de estos cambios necesitarán regulación, y eso seguramente ocurrirá. Por ejemplo, la gente ha dejado de fumar en el metro y en espacios cerrados, y eso es positivo.

Debemos observar qué elementos hemos de cuidar para no dejarnos llevar por la vorágine de la inmediatez, prisa y angustia, y la búsqueda constante de novedades para actualizar continuamente nuestras vidas.

8

La visión del mahout

El sol se ocultaba en unas colinas, y a lo lejos se veía la ciudad de Anandapur. Su destino se perfilaba entre las torres y murallas de la imponente ciudad. Los días de viaje habían terminado y el corazón del mahout oscilaba entre la satisfacción y cierta anticipación de la tristeza que imaginaba que experimentaría al separarse de Bodhi.

Recordó entonces a su padre, y por su memoria se sucedían instantes que había compartido. Había muerto hacía cinco años y ya le costaba evocar el rostro, pero sus palabras, el sonido de su voz, permanecían intactos: «Recuerda, Nayan, el elefante es grande y poderoso, pero también te necesita. No te dejes atemorizar por su tamaño. Él necesita confiar en ti tanto como tú debes confiar en él. La paciencia es tu mayor aliado. Aprende a observar, a entender sus movimientos, sus silencios. Cabalgar un elefante es como la vida. Ambas son como un baile, Nayan, no se trata de dominar o gobernar, sino de aprender a danzar con ella».

Estas palabras resonaban con fuerza en su corazón. Su padre continuaba: «Hay momentos en los que el elefante se resistirá, querrá tomar su propio camino. No lo fuerces, no luches contra él. A veces, lo mejor que puedes hacer es apartarte y dejar que él encuentre su propio ritmo. Esto no es una renuncia pasiva, sino una muestra de sabiduría. Soltar es tan importante como actuar».

Nayan meditaba sobre estas palabras, comprendiendo que la vida, al igual que el elefante, no siempre puede ser controlada. Debía aprender a fluir con ella, aceptar que no todo puede ser entendido. A veces, lo más sabio es permitir que la vida y su propia inteligencia natural se desarrollen sin interferencias.

Comparaba su relación con Bodhi a un baile con una mujer maravillosa y aterradora a la vez. Había momentos de armonía y otros de desafío, pero siempre era un baile. La clave estaba en mantenerse presente, confiar en el proceso y saber cuándo guiar y cuándo dejarse llevar.

Al final, Nayan comprendió que la verdadera sabiduría residía en la combinación de acción y aceptación. La vida y el cuerpo tienen su propia inteligencia, y a veces, el mayor acto de sabiduría es simplemente soltar y permitir que las cosas fluyan. Sonrió, sabiendo que había aprendido una lección valiosa, una que su padre intentó inculcarle desde el principio.

Se levantó, miró a Bodhi y se sintió en paz. Sabía que, aunque no siempre podía controlar el viaje, siempre podía elegir cómo bailar con la vida.

Dar un paso atrás para ver el cuadro

A veces, necesitamos ajustar nuestra mentalidad para ver las cosas de manera diferente. Nos aconsejan replantear nuestra perspectiva, hacer un reinicio mental o incluso resetear nuestros pensamientos. Escuchamos sugerencias como renovar nuestra visión, modificar nuestra actitud o adoptar un nuevo enfoque. Todas estas recomendaciones apuntan a lo mismo: transformar nuestra manera de pensar para liberarnos de patrones negativos y abrirnos a nuevas posibilidades.

¿Por qué resulta tan fácil de decir y tan difícil de hacer? Lo cierto es que desde hace más de dos mil quinientos años tenemos los primeros registros escritos de los Vedas, en la India, en los cuales aparecen los intentos de apaciguar y dirigir nuestra atención para que esta no nos dirija a nosotros.

Había una vez en la India seis hombres ciegos que querían entender cómo era un elefante. Habían oído hablar mucho de este majestuoso animal, pero nunca lo habían ni siquiera visto. Un día, tuvieron la oportunidad de acercarse a uno.

El primer hombre tocó el costado del elefante y dijo: «Un elefante es como una pared».

El segundo hombre, que tocó la trompa, respondió: «No, un elefante es como una serpiente».

El tercer hombre, al tocar uno de los colmillos, afirmó: «Están equivocados, un elefante es como una lanza».

El cuarto hombre tocó la pierna del elefante y comentó: «No, no, es como un árbol».

El quinto hombre, que tocó la oreja del elefante, dijo: «Un elefante es como un abanico».

Finalmente, el sexto hombre, al tocar la cola, manifestó: «Un elefante es como una cuerda».

Cada uno de ellos estaba convencido de que su percepción del elefante era la correcta. Comenzaron a discutir, cada uno seguro de su propio juicio, sin darse cuenta de que todos estaban parcialmente en lo cierto, pero también parcialmente equivocados.

Una de las cuestiones más difíciles de entender para nuestro cerebro es que no percibimos todo a la vez en todas partes. Esto no solo se debe a las limitaciones de nuestros sentidos físicos. Por ejemplo, solo podemos oír sonidos dentro de nuestro rango de audición. Basta observar a nuestros perros para notar cómo ellos son conscientes de muchas cosas antes que nosotros. Hay un mundo entero sucediendo a nuestro alrededor del cual no somos conscientes.

Incluso de aquello que sí está dentro de nuestro rango de percepción, solo podemos percibir la parte a la que estamos prestando atención en ese momento. Es como un foco que no puede iluminar todo el espacio, sino únicamente la parte donde dirige su luz.

Por eso es tan difícil dar un paso atrás para coger perspectiva.

Si alguna vez has estado en una exposición de arte y has visto un cuadro puntillista, habrás notado algo interesante. El puntillismo es una técnica en la que los artistas crean imágenes usando pequeños puntos de colores. Cuando te acercas mucho a un cuadro puntillista, lo que parecía una figura humana o un árbol se convierte en una nube de puntos sin sentido.

A veces, observamos la realidad con tanto detalle que resulta muy difícil distinguir lo importante de lo que no lo es. Otras veces, estamos mirando desde la perspectiva equivocada. Nuestra percepción está llena de sesgos y lentes que distorsionan nuestra visión; somos miopes mentales, hipermétropes o padecemos presbicia. Al igual que cuando vamos al oculista, solo nos damos cuenta de estos problemas cuando nos ponen una lente correcta y nuestra visión se vuelve clara.

Henry David Thoreau, el autor de *Walden*, fue un escritor y filósofo que decidió retirarse a los bosques para vivir de manera más consciente. Construyó una cabaña y se alejó de la sociedad, probablemente porque se dio cuenta de que había perdido la perspectiva. Durante su tiempo en la naturaleza, escribió ensayos que influirían en el pensamiento del siglo XX.

No es lo que miras lo que importa, es lo que ves. Cuando estamos sumidos en la preocupación, nos parece imposible distinguir una cosa de la otra.

La conciencia se asemeja a ser el operador de una cámara, donde cada ajuste puede transformar por completo nuestra percepción de la realidad. Manejar esta cámara interna tiene muchas variantes que ilustran las dificultades de contemplar el mundo de manera nítida y sin ansiedad.

Primero, la capacidad de enfocar ciertos elementos mientras desenfocamos otros es crucial. Al igual que un cineasta decide qué poner en primer plano y qué dejar en segundo plano, nosotros también elegimos qué aspectos de nuestra vida destacar y cuáles minimizar. Esta selección puede cambiar nuestra perspectiva de manera significativa, lo que hace que ciertos problemas parezcan más grandes o pequeños de lo que realmente son.

El momento temporal en que decidimos enfocar nuestra historia también influye en nuestra percepción. Podemos dirigir nuestra cámara mental hacia el pasado, el presente o el futuro, y cada elección nos muestra una realidad distinta. Esta flexibilidad temporal nos permite reinterpretar nuestras experiencias y expectativas continuamente.

El ángulo de la cámara que seleccionamos simboliza el punto de vista que asumimos. Mirar desde arriba, desde abajo o de frente puede cambiar drásticamente nuestra interpretación de una situación. Este ángulo puede estar influenciado por nuestro estado emocional, nuestras experiencias pasadas o nuestras expectativas futuras, y darnos una perspectiva única cada vez.

Nuestro estado de ánimo actúa como el filtro de la cámara: afecta la tonalidad y el color de todo lo que vemos. Si estamos ansiosos o preocupados, todo puede parecer más oscuro y sombrío. Por otro lado, si estamos tranquilos y optimistas, la misma escena puede parecer brillante y esperanzadora. Este filtro emocional puede distorsionar nuestra visión y dificultar una percepción clara y objetiva.

El zoom de nuestra cámara interna nos permite observar las cosas con mayor o menor precisión. A veces, es necesario acercarse para ver los pequeños detalles, mientras que otras veces es mejor alejarse para tener una visión más amplia y comprensiva de la situación. Esta capacidad de ajustar nuestro enfoque puede ayudarnos a evitar la obsesión por los detalles insignificantes y mantener una perspectiva equilibrada.

Un par de ideas deberían quedarnos claras en este punto. En primer lugar, que no todo lo que ves es todo lo que hay, es decir que las cosas nos afectan en mayor o menor medida según el enfoque que se le está dando a la cámara. En segundo lugar, que no es tan importante cambiar nuestros ojos, sino que como vamos a operar con más efectividad es aprendiendo a manejar esa cámara.

Entrenar la visión de un mahout

En el Campeonato de Ajedrez de la URSS de 1964, el gran maestro Mikhail Tal se encontraba en una partida complicada contra Evgeni Vasiukov. La posición en el tablero era muy compleja y era el turno de Tal para mover. Estaba considerando un sacrificio de caballo, lo que requería un análisis detallado de muchas variantes posibles.

Mientras Tal examinaba las opciones, de repente, una rima infantil le vino a la mente: «Oh, qué difícil es sacar a un hipopótamo del pantano». Este pensamiento inesperado se quedó con él, y, en lugar de concentrarse en el ajedrez, Tal empezó a imaginar cómo podría sacar al hipopótamo del pantano. Se le ocurrieron ideas como usar poleas, palancas, helicópteros e incluso una escalera de cuerda, pero nada parecía funcionar.

Después de varios minutos distraído, Tal decidió en su mente: «¡Que se ahogue en el pantano!». Al deshacerse del hipopótamo imaginario, volvió a enfocarse en la partida y se dio cuenta de que la posición en el tablero era más clara de lo que pensaba. Con renovada claridad, decidió sacrificar el caballo, una jugada que resultó ser brillante.

Hay cientos de técnicas para meditar, cada una con su propio protocolo y metodología. Y, sin embargo, todas se pueden resumir en dos puntos fundamentales. Meditar es parar y observar.

El resto de las explicaciones están relacionadas en realidad con las dificultades que sentimos al intentar poner en marcha estas dos acciones. Porque ambas acciones son mucho más complicadas de lo que parece. Nos resulta más fácil dirigirnos hacia la acción porque estamos mucho más habituados a ese procedimiento. Buscamos continuamente soluciones, queremos arreglar lo que está roto.

No vamos a entrar en este libro en las diferentes técnicas de meditación, ni vamos a tratar de dar un sistema adecuado, para eso es mejor consultar bibliografía especializada. Nos centraremos aquí en las actitudes implícitas que hay en el acto de meditar.

Intentar no hacer es mucho más difícil que hacer. Parar es mucho más complicado que accionar, quizá porque al hacer sentimos que somos nosotros los artífices y protagonistas del cambio. Cuando actuamos, tenemos la sensación de control, de que estamos tomando las riendas y haciendo algo concreto para influir en el resultado. Esto nos proporciona una sensación de seguridad y de estar activos, lo cual es algo que nuestra mente prefiere en momentos de incertidumbre o estrés.

Por el contrario, el no hacer o soltar implica que debemos tener algún grado de confianza en que las cosas van a salir bien sin nuestra intervención directa. Requiere una confianza en el proceso natural de las cosas, una fe en que no siempre necesitamos estar en control absoluto para que las situaciones se resuelvan. Esta confianza puede ser difícil de cultivar en una cultura que valora la acción y la resolución de problemas por encima de la quietud y la paciencia.

Es como tratar de sacar a un hipopótamo del pantano. Nos sentimos atrapados en la necesidad de hacer algo, cualquier cosa, para resolver el problema. Pero, a veces, la mejor solución es dejar que el hipopótamo se quede en el pantano y confiar en que, de alguna manera, las cosas se acomodarán. Esto no significa abandonar o rendirse, sino aprender a diferenciar cuándo nuestra intervención es necesaria y cuándo es más sabio dar un paso atrás y observar.

Aceptar no es resignarse

Hay un viejo chiste de un boxeador que está en el ring y le están machacando, le sacan los sesos por la nariz. Su madre está entre el público, ve cómo le están zumbando en el cuadrilátero. Hay un cura sentado a su lado, y ella le dice: «¡Padre! ¡Padre! ¡Rece por él! ¡Rece por él!». Y el cura contesta: «Rezaré por él, pero, en fin, si él supiera pegar ayudaría mucho».

A veces, se confunden los dos términos y se asume que la aceptación es una forma pasiva de estar en el mundo, cuando es todo lo contrario: aceptar es en sí una acción que representa una dirección intencional.

La aceptación, aunque puede parecer pasiva, es en realidad una acción activa que requiere esfuerzo y coraje. En primer lugar, aceptar una situación o un estado mental implica un proceso de reconocimiento y confrontación de la realidad tal como es, sin intentar alterarla ni evitarla. Este acto de reconocimiento demanda una actitud abierta y honesta hacia uno mismo, lo cual es un paso crucial pero difícil.

Aceptación también significa asumir riesgos. Al aceptar algo, especialmente aspectos dolorosos o incómodos de la vida, se corre el riesgo de enfrentarse a emociones intensas y experiencias que preferiríamos evitar. Esta disposición a afrontar lo incierto y lo desconocido requiere valentía. No es simplemente resignarse a la realidad, sino más bien una disposición activa a estar presente con lo que es, sin huir.

Además, la aceptación implica confianza, en el sentido de soltar el control y entender que no todo está en nuestras manos. Confiar en el proceso de la vida y en nuestra capacidad de manejar lo que venga es un acto de fe y esperanza. Esta confianza nos permite dejar de lado la necesidad constante de tener todas las respuestas o de estar preparados para cualquier eventualidad, lo que a menudo alimenta la ansiedad.

Tendemos a relacionar la desconfianza con la astucia y la confianza con la candidez. Esto sugiere que la confianza es una forma de ingenuidad, mientras que la desconfianza se percibe como una señal de sabiduría y perspicacia. Sin embargo, esta dicotomía simplifica en exceso la realidad. La confianza no es necesariamente un engaño, ni la desconfianza una verdad absoluta. Ambas actitudes son necesarias y tienen su lugar en nuestras vidas, y es crucial encontrar un equilibrio que nos permita relacionarnos con los demás de manera sana y segura. La confianza puede ser una manifestación de una seguridad interior y de un entendimiento profundo de las circunstancias, así como la desconfianza puede ser una barrera que nos impide ver las verdaderas intenciones de los demás.

En 1980, Bob Marley nos regaló una canción llamada «Three Little Birds», una oda al optimismo y la tranquilidad. «No te preocupes por nada, porque cada pequeña cosa va a estar bien», le cantan los tres pequeños pájaros al bueno de Bob, inaugurando una fábula musical que nos invita a relajarnos y confiar en el futuro.

Pero ¿cómo sabemos que los pájaros tienen razón? ¿Cómo pueden prever el futuro? El optimismo siempre ha sido un tema controvertido, pues depende de nuestras expectativas, y estas raras veces son buenos predictores de la realidad. Nassim Taleb, en su teoría del cisne negro, nos recuerda que los humanos somos particularmente ineptos para prever eventos complejos. Crisis como el crac del 29, las guerras mundiales, la crisis financiera de 2008 o la pandemia de COVID-19 nos tomaron por sorpresa, aunque después todos afirman haber visto las señales. Reconocer que vivimos en un mundo incierto es difícil.

La palabra «optimismo» la encontramos en la obra de un filósofo tan interesante como Leibniz, quien en su *Teodicea* nos dice que tiene razones para creer que vivimos en el mejor de los mundos posibles, el Optimus, como él decía. No pasó mucho tiempo para que otro filósofo, Voltaire, le enviara un tuit en forma de ensayo filosófico para refutar esa conclusión, como todo buen tuitero. Así surgió *Cándido*, una obra que se ríe de los optimistas a los que tacha de ingenuos. Y por cosas como estas es que nació Twitter.

No es realista esperar unicornios, pero tampoco nos ayuda verlos vomitar. Tal vez podemos reconvertir este dilema y usar el optimismo como un motor en nuestra barca. Nos da dirección, aunque haya olas y el mar sea inmenso. Tener un motor no garantiza llegar al destino, pero sí nos permite avanzar, siempre y cuando tengamos también gasolina, motivación, pericia y apoyo de otros.

La clave no es pensar que solo nos pasarán cosas buenas, sino tener el permiso de esperar que nos sucedan. Esto se basa en la sensación de merecer cosas buenas. A menudo fabricamos esquemas mentales sobre lo que podemos esperar de nosotros mismos, de los demás y de la vida. Nos protegemos para no decepcionarnos, pero a veces necesitamos esa sensación de valer para encender el motor de nuestra barca y dirigirnos hacia donde queremos ir.

Diciéndolo de forma metafórica, aceptar es vivir sabiendo que eres el océano y no las olas de tus pensamientos, sentimientos, sensaciones y emociones; el cielo y no las nubes. Este enfoque implica alejar nuestra vista del microscopio que nos centra en nuestro dolor, ampliando así nuestro campo de visión sin ignorar nuestras molestias. La aceptación sin dirección no tiene sentido: hay que abrirse a más sensaciones, a todo lo que nos rodea, para vivir la vida plena y seguir el rumbo que deseamos. Otro aspecto activo de este proceso es la renuncia a caminos infructuosos. Puede significar abandonar estrategias o patrones de comportamiento que no nos llevan a ningún lado, aunque las continuamos haciendo por si acaso sirvieran para algo, en una suerte de Diógenes cognitivo, acumulando pensamientos y enfoques ineficaces. Este acto implica reconocer honestamente lo que no está funcionando y soltarlo para liberarnos del peso de expectativas y esfuerzos fútiles. Es hacerse amigo de nuestros pensamientos, sentimientos, sensaciones y emociones, por muy desagradables que sean, y avanzar con ellos por el camino que hemos elegido. Es aprender a convivir con aquello que no podemos controlar o cambiar a nuestro antojo. Esta capacidad, entonces, se convierte en una herramienta poderosa para redirigir nuestra energía hacia lo que realmente importa y puede traer resultados positivos. En lugar de persistir en caminos sin salida, esta actitud nos invita a explorar nuevas posibilidades y adoptar un enfoque más flexible y adaptativo hacia la vida.

Aceptar entonces no es ser sordo o ignorante del ruido molesto del mosquito de la ansiedad, aceptar es plantear que, aunque el mosquito esté, tú has decidido que no va a ocupar todo tu campo de visión, y además que es posible hacer aquello que has decidido hacer a pesar de que ese insecto esté dando vueltas a tu alrededor.

Es decidir que no vas a esperar a que desaparezca para empezar a hacer cosas. Es plantear que no vas a perder todo el tiempo en espantarlo, y que no vas a invertir todos tus recursos en minimizar las posibilidades de que te pique, que puedes asumir que su picadura es desagradable, pero que si quieres vivir y hacer algunas cosas no puedes esperar salir ileso. En realidad, es estar abierto a sentir, y lo malo de evitar sentir es que no solo anulas las emociones desagradables, sino toda la paleta de colores.

La observación implica una distancia

Hasta ahora, hemos descrito la meditación como dos cosas básicas: parar y observar. Hemos discutido cómo no es sencillo detenerse porque detenerse es rendirse de alguna manera a las cosas tal como están. Exploraremos cómo tampoco es tan fácil observar, porque observar es mirar sin juzgar, y eso nos lleva directamente al principio de la defusión. Para entender este concepto un poco mejor, puede ser útil mirar primero el principio inverso: la fusión. En la fusión cognitiva, uno se convierte en los pensamientos, por decirlo así, y los mantiene estrechamente como verdades incuestionables e inamovibles. Tal tendencia puede causar sufrimiento psicológico sin razón y obstaculizar la capacidad de uno para comportarse de manera flexible y funcional. Por el contrario, la defusión implica el proceso de distanciarse de los pensamientos. Con esta práctica, desarrollamos la capacidad de ver los pensamientos como eventos mentales que no son representativos de la realidad. Este espacio nos otorga más libertad para reaccionar de una manera más útil a los pensamientos. Los pensamientos son solo pensamientos. No son verdades. Los sentimientos son solo sentimientos. No son predicciones. Recordemos que estamos contando una historia sobre lo que pensamos que va a pasar, no lo que va a pasar.

En un estudio, los participantes asignados a meditar también mostraron un mayor cambio en las regiones cerebrales responsables de regular las emociones y la conciencia interoceptiva que aquellos asignados a hiperfocalizar,[1] lo que implica que la meditación no solo atenúa las distorsiones perceptivas, sino que también cambia cómo nuestros cerebros reaccionan a las emociones negativas. Un ensayo involucró la comparación de dos estrategias de regulación del pensamiento negativo: una intervención de defusión cognitiva y una distracción simple. En el experimento, se les dijo a los sujetos que pensaran en algo negativo acerca de ellos mismos y luego se les asignó al azar uno de los tres grupos que se habían formado: uno para usar la defusión, otro para emplear la distracción y un tercero de control.[2]

Un acto como aprender a observar sin juzgar produce cambios. ¿Por qué esto es así?

Cuando meditamos, entrenamos nuestro cerebro para enfocar la atención y mantener la conciencia del momento presente sin juzgar. Este proceso involucra varias áreas del cerebro:

1. **Corteza prefrontal dorsolateral:** responsable del control ejecutivo y la toma de decisiones, se fortalece con la práctica de la meditación, mejora nuestra capacidad para regular las respuestas emocionales y mantener la atención en tareas específicas.

2. **Corteza cingulada anterior:** involucrada en la detección de errores y la regulación emocional, muestra una mayor activación en meditadores, lo que sugiere una mejor capacidad para manejar el estrés y las emociones negativas.

3. **Ínsula:** esta área del cerebro está asociada con la conciencia interoceptiva, es decir, la capacidad de percibir y procesar sensaciones internas del cuerpo. La meditación aumenta la actividad en la ínsula, mejora nuestra conexión mente-cuerpo y nuestra capacidad para reconocer y regular las emociones.

4. **Amígdala:** involucrada en la respuesta al estrés y el procesamiento de las emociones, especialmente las negativas, la meditación puede reducir su reactividad, lo que lleva a una disminución de la ansiedad y a una mejor gestión del estrés.

La defusión cognitiva consistía en repetir rápidamente una palabra relacionada con su pensamiento negativo. Por ejemplo, en este caso un estudiante que se dijese a sí mismo «soy un fracaso», debía utilizar la palabra cargada de emoción (fracaso) y repetirla durante 30 segundos, de tal manera que la persona terminaba desvinculándola de su significado emocional.

Este método ayudó a los participantes a ver el pensamiento negativo como solo una palabra y no como una verdad absoluta. Los resultados mostraron que los estudiantes que usaron la defusión cognitiva experimentaron menos malestar emocional y creían menos en sus pensamientos negativos comparados con los que usaron la distracción. La repetición rápida de la palabra ayuda a desactivar la carga emocional del pensamiento negativo. Al repetirla tantas veces, comienza a sonar como una simple palabra sin el mismo poder emocional que tenía al principio.

Ahora bien, ¿hay técnicas que nos pueden ayudar a entrenar esta defusión? Por supuesto que sí, y hay algunas que se han investigado.

De la monja al jamón

¿Recuerdas cuando decías una palabra una y otra vez hasta que empezaba a sonar rara y perdía completamente su significado? Así transformábamos monjas en jamones, cosas en sacos, y llamas en Amayas. Este fenómeno se llama «saturación semántica».

Las palabras no son solo sonidos o símbolos escritos; son evocadoras de significados que nos permiten hablar sobre el mundo en el que vivimos. Este cambio, de simplemente estar en el mundo a hablar sobre él, ha sido un verdadero giro copernicano en la historia de la humanidad. Antes, nuestras experiencias estaban limitadas a lo que podíamos percibir directamente, pero con la invención del lenguaje, pudimos empezar a compartir ideas, emociones y conceptos abstractos. Este desarrollo nos permitió no solo describir nuestra realidad, sino también construir nuevas realidades a través de la comunicación.

Las palabras actúan como potentes activadores de nuestras emociones, capaces de suscitar miedo, alegría o tristeza con solo ser pronunciadas. Por ejemplo, la palabra «fuego» puede despertar un sentido inmediato de alarma y peligro, mientras que «fiesta» evoca alegría y anticipación. Esta capacidad de las palabras para activar emociones muestra su poder en moldear nuestras experiencias internas y respuestas externas. El lenguaje nos permite conectar nuestras experiencias individuales con las colectivas, transformar nuestra manera de interactuar con el mundo y con los demás. Este fenómeno no solo ha cambiado nuestro modo de comunicarnos, sino que también ha dado forma a nuestra cultura, historia y sociedad.

Normalmente, se cree que el cerebro humano desarrolló estructuras y capacidades que permitieron la aparición del lenguaje. Es decir, el cerebro hizo posible que podamos hablar y entender palabras. Pero ¿y si también ocurrió al revés? Podríamos preguntarnos si el lenguaje también ha influido en cómo se desarrolló nuestro cerebro, ya que no podemos explicar nuestra vida diaria sin usar palabras.

Los pirahãs son una tribu indígena que vive en la selva amazónica de Brasil. Su idioma es uno de los más peculiares del mundo, con características que lo hacen muy diferente a la mayoría de las otras lenguas. Por ejemplo, no tiene tiempos verbales, lo que significa que no pueden hablar del pasado o del futuro de la misma manera que lo hacemos nosotros. Tampoco tienen palabras específicas para números o colores.

Una de las cosas más sorprendentes del pirahã es que no usa frases complejas. En la mayoría de los idiomas, podemos crear frases largas insertando una idea dentro de otra, como «El hombre que está caminando por la calle es mi amigo». En pirahã, este tipo de construcción no existe. Esta diferencia ha llevado a los lingüistas a cuestionar algunas teorías tradicionales sobre cómo funcionan todos los idiomas, pero también abre un debate interesantísimo sobre hasta qué punto nuestro uso de la lengua configura nuestras emociones.

La repetición de palabras es una técnica de defusión cognitiva que ayuda a las personas a distanciarse de pensamientos negativos, con lo que disminuye su impacto emocional. El procedimiento consiste en elegir una palabra o frase relacionada con el pensamiento negativo y repetirla rápidamente durante un periodo breve, generalmente de 20 a 30 segundos. A medida que la palabra se repite, comienza a perder su significado y se convierte en un sonido sin sentido, lo que permite a la persona desactivar la carga emocional asociada al pensamiento y verlo simplemente como una construcción lingüística sin poder real sobre sus emociones.

Por ejemplo, imagina que alguien tiene el pensamiento negativo «soy un fracaso». Para aplicar la técnica, la persona se sienta en un lugar tranquilo y repite rápidamente «fracaso» durante 30 segundos. A medida que la repite, la palabra empieza a descomponerse en sonidos desconectados y pierde su significado original. A través de este proceso el individuo se distancia emocionalmente del pensamiento, lo que reduce su impacto y ayuda a verlo como una simple palabra sin el poder de definir su autoestima.

Otro ejemplo puede ser una persona que siente ansiedad antes de hablar en público y piensa «voy a fallar». Al repetir la palabra «fallar» rápidamente durante unos minutos, esta pierde su sentido y se convierte en una secuencia de sonidos. Esto ayuda a reducir la ansiedad, a abordar la situación con más calma y confianza. De manera similar, alguien que se siente abrumado por el trabajo y piensa «nunca termino mi trabajo a tiempo» puede repetir «tiempo» para desactivar el estrés asociado a esta idea. La repetición convierte «tiempo» en un sonido sin carga emocional, ayuda a reencuadrar su percepción del tiempo y sus tareas, y promueve una mayor calma y enfoque.

Puede parecer una técnica sin profundidad aparente, y, sin embargo, hay muchos estudios que han demostrado su eficacia, siendo esta superior a técnicas como la distracción o incluso la reestructuración cognitiva en ocasiones. En realidad, se asemeja a un acto meditativo porque ayuda a entender que nuestras palabras al final... son palabras.

El juego de los guiones

La técnica de defusión cognitiva «Estoy teniendo el guion de» es un método utilizado para ayudar a las personas a distanciarse de sus pensamientos negativos reconociéndolos como «guiones» que están interpretando. Este enfoque permite que se conviertan en *directores* de sus pensamientos, en lugar de simplemente *actores*.

Para implementar esta técnica, primero debes reconocer el pensamiento negativo y luego reformularlo como un guion. Esta reformulación conduce a una separación emocional del pensamiento, que ahora se percibe como una narrativa que tu mente está creando y no como una verdad absoluta. Por ejemplo, si una persona tiene el pensamiento: «Nadie me quiere», podría reformularlo así: «Estoy teniendo el guion de "Nadie me quiere"». Al hacerlo, se da cuenta de que este pensamiento es solo una historia que su mente está generando, lo que le posibilita distanciarse emocionalmente y reducir su impacto.

Otro ejemplo es cuando alguien siente una ansiedad intensa y piensa: «Esta vez de verdad va a ser inaguantable». Podría reformularlo de este modo: «Estoy teniendo el guion de "Esta vez de verdad va a ser inaguantable"». Esta reformulación ayuda a la persona a ver este pensamiento como una exageración creada por su mente, con lo que disminuye la intensidad emocional y mejora la gestión de la situación. Al reconocer que estos pensamientos son solo guiones, los individuos toman el control como directores de sus propias narrativas, reducen el malestar emocional y fomentan una mayor flexibilidad psicológica.

Estoy teniendo un pensamiento

La técnica «Estoy teniendo el pensamiento de» es una estrategia de defusión cognitiva con la que las personas se distancian de sus pensamientos negativos al reconocerlos como eventos mentales transitorios. Los pensamientos se consideran desde una perspectiva más objetiva y menos emocional, lo que reduce su impacto y su poder sobre sus emociones y comportamientos. Vamos a poner un ejemplo de una transcripción:

[**Paciente**] Me siento paralizado por la ansiedad. No puedo evitar pensar que voy a hacer el ridículo si hablo en público o incluso si salgo con amigos. Es como si siempre estuviera bajo el foco y todos me juzgaran.
[**Terapeuta**] Entiendo que eso puede ser muy difícil de sobrellevar. Vamos a intentar una técnica que podría ayudarte. La próxima vez que pienses: «Voy a hacer el ridículo», en lugar de afirmarlo como un hecho, di: «Estoy

teniendo el pensamiento de "Voy a hacer el ridículo"».
¿Podrías intentarlo ahora?

[Paciente] Estoy teniendo el pensamiento de «Voy a hacer el ridículo».

[Terapeuta] Bien. ¿Notas alguna diferencia al decirlo de esta manera?

[Paciente] Suena menos definitivo, como si no fuera un hecho, sino solo un pensamiento pasajero.

[Terapeuta] Exactamente. Ahora, vamos a profundizar un poco más. ¿Puedes recordar un momento específico en el pasado en el que pensaste que ibas a hacer el ridículo y no fue así?

[Paciente] Sí, recuerdo una vez en la universidad, cuando tenía que presentar un proyecto. Estaba seguro de que iba a hacer el ridículo, pero, al final, todo salió bien y hasta recibí buenos comentarios.

[Terapeuta] Excelente. Eso muestra que tus pensamientos no siempre predicen la realidad. Vamos a usar otra técnica. Imagina que eres un director de cine y tu mente es un actor exagerado. ¿Qué le dirías a este actor que siempre exagera y dramatiza las situaciones?

[Paciente] Le diría que se relaje, que no todo es tan dramático como lo está haciendo parecer.

[Terapeuta] Perfecto. Entonces, cuando sientas esa ansiedad de hacer el ridículo, di: «Estoy teniendo el pensamiento de "Voy a hacer el ridículo", pero eso es solo mi actor interior exagerando otra vez». ¿Te parece una buena estrategia?

[Paciente] Sí, creo que sí. Me ayuda a poner en perspectiva esos pensamientos.

En tercera persona

Un estudio[3] investigó si hablarse a uno mismo usando su propio nombre (en tercera persona) podría ayudar a manejar las emociones de manera más fácil. Los investigadores pensaron que, cuando usamos nuestro nombre para hablar de nosotros mismos, lo hacemos de una manera similar a como hablaríamos de otra persona, lo que nos ayuda a tomar distancia y controlar mejor nuestras emociones.

Para probar esto, hicieron dos experimentos. En el primer experimento, los participantes miraron imágenes desagradables y se les pidió que reflexionaran sobre sus sentimientos usando «yo» o su nombre, mientras los científicos medían la actividad en sus cerebros. En el segundo experimento, los participantes recordaron experiencias negativas mientras los científicos nuevamente medían la actividad cerebral, esta vez usando una máquina de resonancia magnética (fMRI). Los resultados mostraron que hablarse a uno mismo usando su nombre ayudaba a reducir las reacciones emocionales negativas y lo hacía sin necesitar un esfuerzo mental extra. Esto sugiere que usar la tercera persona es una manera sencilla y efectiva de controlar las emociones.

¿Sabías que las personas con depresión utilizan más la primera persona en su lenguaje cotidiano? Allison M. Tackman[4] es una investigadora de la Universidad de Arizona que trató de responder a esta pregunta analizando datos de 4.754 participantes de seis laboratorios en dos países diferentes. Examinaron cómo el uso de pronombres en primera persona del singular (como «yo», «me», «mí») variaba según el tipo de pronombre, el contexto de comunicación y el género. Descubrieron que había una pequeña pero significativa correlación positiva entre la depresión y el uso de estos pronombres, presente en todos los tipos de pronombres en primera persona del singular, excepto los posesivos, y en todos los contextos de comunicación, excepto en los impersonales. Este patrón fue similar para ambos géneros, sin diferencias significativas entre hombres y mujeres.

Además, el estudio concluyó que esta relación entre la depresión y el uso de la primera persona del singular también se aplicaba a la emocionalidad negativa en general. Cuando controlaron la emocionalidad negativa, la relación entre la depresión y el uso de pronombres en primera persona se redujo significativamente, pero esto no ocurrió cuando controlaron la depresión en la relación entre la emocionalidad negativa y el uso de pronombres en primera persona. Esto sugiere que el uso de lenguaje autorreferencial puede ser un marcador lingüístico de una tendencia general a experimentar emociones negativas, más que un indicador específico de depresión.

Visión metafórica

El uso de metáforas e historias ha sido una de las formas de sintetizar nuestra visión de un mundo extremadamente complejo para entenderlo. Necesitamos organizar la realidad de una manera que podamos comprenderla para actuar de una forma más precisa. Los estudios de neuroimagen han mostrado que al plantear metáforas el cerebro utiliza más áreas ejecutivas que cuando estamos tratando con conceptos literales.

La terapia es muchas veces una gran fábrica de metáforas, porque, si de esta manera conseguimos que la persona pueda tener una perspectiva más amplia, se traducirá en un aumento de los recursos que va a poseer.

Vamos a poner un ejemplo de una de esas metáforas que he llamado «la ventana».

Imagina que te encanta mirar por la ventana.

Cuando vuelves de trabajar y te sientas en el sillón, contemplas la ciudad y disfrutas de las vistas. Te imaginas todas las cosas que pueden pasar ahí abajo, como si fueras el director de tu propia película. Te gusta pensar en la vida de la gente, en sus historias.

«Seguro que ese hombre está escribiendo una novela policiaca en secreto. Y ese chico siempre está dando consejos a todo el mundo. Y aquel señor no olvida a su gran amor».

Pero ¿sabes qué? Un día aparece una misteriosa mancha en tu ventana.

Intentas quitarla por todos los medios, pero es imposible. La frotas, usas todos los productos que te recomiendan, incluso cambias, pero la mancha siempre vuelve a salir.

No puedes entenderlo. Quieres ver el mundo como lo veías antes, sin la mancha. Te entristece pensar que ya no serás el director de tu propia película, que el mundo ya no se verá igual.

Pero un día lo entiendes. Solo estabas mirando la mancha. Estabas enfadado con la mancha, y eso te impedía mirar por la ventana. El hecho de que estuviese allí, tapando parte de tu vista, no significaba que no pudieses mirar.

Comprendes entonces que tu enfado no se debía a la mancha, sino a ti. No tiene por qué gustarte que esté allí, pero no es la responsable de tu felicidad.

A partir de ese momento puedes imaginar nuevas películas. El escritor ahora escribe sobre ciencia ficción y agujeros negros, y el gran amor de ese señor era la astrología. En cuanto a ti, quizá la mancha siga ahí eternamente, pero muchas veces ni siquiera reparas en ella porque ahora decides dónde quieres mirar.

Es muy interesante entender cómo nuestro cerebro nos acompaña en la construcción de la realidad metafórica. Cuando escuchamos una metáfora como «tuvo un día duro», las regiones del cerebro asociadas con la experiencia táctil se activan, lo que hace que la expresión se sienta más concreta y fácil de entender. Esto sugiere que nuestro cerebro utiliza experiencias físicas pasadas para dar sentido a conceptos abstractos y facilitar así su comprensión. Por ejemplo, si escuchamos «agarrar una idea», el cerebro activa las áreas responsables de la percepción y planificación motora, similar a lo que ocurre cuando realmente agarramos un objeto.[5] Esto sucede casi inmediatamente, dentro de los 200 milisegundos, lo que demuestra lo crucial que son estas regiones sensoriales y motoras para comprender las metáforas. Esta activación rápida y automática subraya cómo el cerebro integra experiencias físicas para procesar y entender el lenguaje abstracto, y conectar conceptos tangibles con ideas más complejas.

Otra de mis metáforas preferidas, aunque esta ya no es de cosecha propia, es la del autobús:

[Terapeuta] Imagina que tu mente es como un autobús. Tú eres el conductor y tu objetivo es llevar el vehículo a tu destino, que podría ser una meta personal o profesional. Los pasajeros en este autobús representan tus pensamientos, emociones y recuerdos. Algunos de estos pasajeros son tranquilos y amigables, mientras que otros pueden ser ruidosos y disruptivos.

[Paciente] Entonces ¿los pensamientos negativos y las preocupaciones serían los pasajeros ruidosos?

[Terapeuta] Exactamente. Estos pasajeros ruidosos podrían estar gritando cosas: «¡No eres lo suficientemente bueno!» o «¿Qué pasa si algo sale mal?». Puede ser muy molesto y distraerte de tu ruta.

[Paciente] Pero a veces esos pensamientos son tan insistentes que parece imposible no prestarles atención.

[Terapeuta] Entiendo. En ocasiones, esos pasajeros ruidosos pueden ser muy convincentes y reclamar toda tu atención. Pueden incluso moverse hacia la parte delantera del autobús y tratar de tomar el control del volante. Pero aquí está la clave: tú sigues siendo el conductor. Aunque estén gritando y causando alboroto, no tienen el poder de dirigir el autobús a menos que tú se lo permitas.

[Paciente] ¿Y qué pasa si no puedo ignorarlos? ¿Y si simplemente no los soporto más?

[Terapeuta] No se trata tanto de ignorarlos como de aceptar su presencia sin dejar que te controlen. Puedes decirles: «Sí, ya te escuché, pero yo estoy conduciendo». Piensa en ellos como niños pequeños en un viaje largo. Pueden quejarse, pero tú sabes que es tu trabajo llevar el autobús a su destino. Puedes reconocer lo que están diciendo sin dejar que eso te desvíe de tu camino.

[Paciente] Pero hay momentos en que parecen tan reales, tan convincentes...

[Terapeuta] Claro, esos pensamientos pueden parecer muy reales y urgentes. Pero, recuerda, como conductor del autobús, tienes la capacidad de decidir qué hacer con ellos. Puedes mantener tu atención en la carretera y en tu destino. Puedes también negociar, sin cederles el control. Por ejemplo, podrías decirles: «Sé que estás preocupado por esto, pero ahora necesito concentrarme en llegar a mi destino. Podemos revisarlo más tarde, pero no ahora».

[Paciente] Eso suena bien, pero ¿qué hago si siguen insistiendo y tratando de distraerme?

[Terapeuta] Puedes adoptar una actitud firme pero calmada. Imagina que les dices: «Entiendo vuestra preocupación, pero yo decido a dónde vamos». A veces, es útil darles un asiento específico en el autobús. Mentalmente, podrías hacerte a la idea de que los colocas en la parte de atrás, donde no pueden interferir con tu conducción.

[Paciente] Pero ¿y si simplemente no paran? ¿Si siguen y siguen?

[Terapeuta] En esos casos, es importante recordar que su persistencia no significa que tengas que ceder. Es normal que los pasajeros ruidosos traten de llamar tu atención repetidamente. Sin embargo, con práctica, puedes fortalecerte y mantener tu enfoque en el camino. Quizá te resulte útil recordar que, aunque son ruidosos, no pueden hacerte daño real. Son solo pensamientos y no tienen más poder del que tú les das.

[Paciente] Entiendo, entonces la idea es aceptar que están ahí, pero no dejar que tomen el control.

Notas

Capítulo 1

1. M. Jones, A. Schettler, K. Olden y M. Crowell), «Alexithy-mia and Somatosensory Amplification in Functional Dyspepsia», *Psychosomatics*, vol. 45, núm. 6, 2004, pp. 508-516, <https://doi.org/10.1176/APPI.PSY.45.6.508>.

Capítulo 2

1. Matthew A. Killingsworth y Daniel T. Gilbert, «A Wandering Mind Is an Unhappy Mind», *Science*, 2010, vol. 330, núm. 6006, p. 932, <DOI: 10.1126/science.1192439>.

2. M. Berman, S. Peltier, D. Nee, E. Kross, P. Deldin y J. Joni-des, «Depression, Rumination and the Default Network», *Social Cognitive and Affective Neuroscience*, 2011, vol. 6, núm. 5, pp. 548-555, <https://doi.org/10.1093/scan/nsq080>.

3. D. M. Wegner, *White Bears and Other Unwanted Thoughts: Suppression, Obsession, and the Psychology of Mental Control*, Viking, 1989.

4. M. Hooper, A. Carr y P. Marik, «The Adrenal-Vitamin C Axis: From Fish to Guinea Pigs and Primates», *Critical Care*, vol. 23, 2019, <https://doi.org/10.1186/s13054-019-2332-x>.

5. G. Winter, R. Hart, R. Charlesworth y C. Sharpley, «Gut Microbiome and Depression: What We Know and What We Need to Know», *Reviews in the Neurosciences*, vol. 29, pp. 629-643, 2018, <https://doi.org/10.1515/rev neuro-2017-0072>.

Capítulo 3

1. Melanie H. Mallers, Maria Claver y Lisa A. Lares, «Perceived Control in the Lives of Older Adults: The Influence of Langer and Rodin's Work on Gerontological Theory, Policy, and Practice», *The Gerontologist*, vol. 54, núm. 1, febrero de 2014, pp. 67-74, <https://doi.org/10.1093/ge ront/gnt051>.
2. American Heart Association, «Alarming Trends Call for Action to Define the Future Role of Food in Nation's Health», *ScienceDaily*, 10 de junio de 2024, <www.scien cedaily.com/releases/2024/06/240610171018.htm>.
3. S. Ramirez, X. Liu, C. MacDonald, A. Moffa, J. Zhou, R. Redondo y S. Tonegawa, «Activating Positive Memory Engrams Suppresses Depression-Like Behaviour», *Nature*, 2015, vol. 522, pp. 335-339, <https://doi.org/10.1038/nature14514>.
4. J. Hidalgo, «Effectiveness of physical exercise in the treatment of depression in older adults as an alternative to antidepressant drugs in primary care», *BMC Psychiatry*, 2019, vol. 19, núm. 21, <https://doi.org/10.1186/S12888-018-1982-6>.
5. B. Alderman, R. Olson, C. Brush y T. Shors, «MAP training: combining meditation and aerobic exercise reduces depression and rumination while enhancing synchronized brain activity», *Translational Psychiatry*, 2016, vol. 6, <https://doi.org/10.1038/tp.2015.225>.

6. C. Mang, N. Snow, K. Campbell, C. Ross y L. Boyd, «A Single Bout of High-intensity Aerobic Exercise Facilitates Response to Paired Associative Stimulation and Promotes Sequence-specific Implicit Motor Learning», *Journal of Applied Physiology*, 2014, vol. 117, núm. 11, pp. 1325-1336, <https://doi.org/10.1152/japplphysiol.00498.2014>.

Capítulo 4

1. C. Knee, «Implicit Theories of Relationships: Assessment and Prediction of Romantic Relationship Initiation, Coping, and Longevity», *Journal of Personality and Social Psychology*, 1998, vol. 74, pp. 360-370, <https://doi.org/10.1037/0022-3514.74.2.360>.
2. S. Hankins, M. Hoekstra y P. Skiba, «The Ticket to Easy Street? The Financial Consequences of Winning the Lottery», *Review of Economics and Statistics*, 2010, vol. 93, pp. 961-969, <https://doi .org/10.1162/REST_a_00114>.

Capítulo 5

1. T. Fergus, J. Bardeen y H. Orcutt, «El control atencional modera la relación entre la activación del síndrome atencional cognitivo y los síntomas de la psicopatología», *Personalidad y diferencias individuales*, 2012, vol. 53, pp. 213-217.
2. J. Kowalski, M. Wypych, A. Marchewka y M. Dragan, «Correlatos neuronales del síndrome cognitivo-atencional: un estudio de resonancia magnética funcional sobre la inducción del pensamiento negativo repetitivo y la conectividad funcional en estado de reposo», *Fronteras en psicología*, 2019, vol. 10.
3. C. Celano, R. Millstein, C. Bedoya, B. Healy, A. Roest y

J. Huffman, «Association between Anxiety and Mortality in Patients with Coronary Artery Disease: A Meta-analysis», *American Heart Journal*, 2015, vol. 170, núm. 6, pp. 1105-1115.

4. M. Milad, S. Klock, S. Moses y R. Chatterton, «Stress and Anxiety do not Result in Pregnancy Wastage», *Human Reproduction*, 1998, vol. 13, núm. 8, pp. 2296-2300, <https://doi.org/10.1093/HUMREP/13.8.2296>.

5. D. Gillanders, A. Sinclair, M. Maclean y K. Jardine, «Illness Cognitions, Cognitive Fusion, Avoidance and Self-compassion as Predictors of Distress and Quality of Life in a Heterogeneous Sample of Adults, after Cancer», *Journal of Contextual Behavioral Science*, 2015, vol. 4, pp. 300-311, <https://doi.org/10.1016/J.JCBS.2015.07.003>.

Capítulo 6

1. E. Twivy, M. Grol y E. Fox, «Individual Differences in Affective Flexibility Predict Future Anxiety and Worry», *Cognition and Emotion*, 2020, vol. 35, pp. 425-434, <https://doi.org/10.1080/02699931.2020.1843407>.

2. J. Park y B. Moghaddam, «Impact of Anxiety on Prefrontal Cortex Encoding of Cognitive Flexibility», *Neuroscience*, 2017, vol. 345, pp. 193-202, <https://doi.org/10.1016/j.neuroscience.2016.06.013>.

3. Y. Cheng, M. Su, C. Liu, Y. Huang y W. Huang, «Heart Rate Variability in Patients with Anxiety Disorders: A Systematic Review and Meta-analysis», *Psychiatry and Clinical Neurosciences*, 2022, vol. 76.

4. F. Buttelmann y J. Karbach, «Development and Plasticity of Cognitive Flexibility in Early and Middle Childhood», *Frontiers in Psychology*, 2017, vol. 8.

5. S. Masley, R. Roetzheim y T. Gualtieri, «Aerobic Exercise

Enhances Cognitive Flexibility», *Journal of Clinical Psychology in Medical Settings*, 2009, vol. 16, pp. 186-193, <https://doi.org/10.1007/s10880-009-9159-6>.

6. S. Xu, J. Simoens, T. Verguts y S. Braem, «Learning where to Be Flexible: Using Environmental Cues to Regulate Cognitive Control», *Journal of Experimental Psychology: General*, 2024, vol. 153, núm. 2, pp. 328-338.

7. A. Moore y M. Dwivedi, «Meditation, Mindfulness and Cognitive Flexibility», *Consciousness and Cognition*, 2009, vol. 18, pp. 176-186.

8. H. Mcgregor y A. Elliot, «La vergüenza del fracaso: examen del vínculo entre el miedo al fracaso y la vergüenza», *Boletín de personalidad y psicología social*, 2005, vol. 31, pp. 218-231.

Capítulo 7

1. DataReportal, «Global Digital Insights», 2024, recuperado de <https://datareportal.com/reports/digital-2024-global-overview-report>.

2. Exploding Topics, «Worldwide Daily Social Media Usage (New 2024 Data)», recuperado de <https://explodingtopics.com>.

3. Statusbrew, «100+ Social Media Statistics You Need To Know In 2024», recuperado de <https://statusbrew.com/insights/social-media-statistics>.

4. S. Horwood y J. Anglim, «Problematic Smartphone Usage and Subjective and Psychological Well-being», *Computers in Human Behavior*, 2019, vol. 97, pp. 44-50, <https://doi.org/10.1016/J.CHB.2019.02.028>.

5. E. Vogel, J. Rose, B. Okdie, K. Eckles y B. Franz, «Who Compares and Despairs? The Effect of Social Comparison Orientation on Social Media Use and its Outcomes»,

Personality and Individual Differences, 2015, vol. 86, pp. 249-256, <https://doi.org/10.1016/J.PAID.2015. 06.026>.

6. SocialPilot, *How the YouTube Algorithm Works: Guide for 2024*, <https://www.socialpilot.co/youtube-marketing/ youtube-algorithm>.

7. M. Deniz, «Fear of Missing Out (FoMO) Mediate Relations Between Social Self-Efficacy and Life Satisfaction», *Psicologia: Reflexão e Crítica*, 2021 vol. 34, núm. 28, <https://doi.org/10.1186/s41155-021-00193-w>.

8. N. Hughes y J. Burke, «Sleeping with the Frenemy: How Restricting 'Bedroom Use' of Smartphones Impacts Happiness and Wellbeing», *Computers in Human Behavior*, 2018, vol. 85, pp. 236-244, <https://doi.org/10.1016/j. chb.2018.03.047>.

9. D. Rozgonjuk, C. Sindermann, J. Elhai y C. Montag, «Fear of Missing Out (FoMO) and Social Media's Impact on Daily-Life and Productivity at Work: Do WhatsApp, Facebook, Instagram, and Snapchat Use Disorders Mediate that Association?», *Addictive Behaviors*, 2020, vol. 110, <https://doi.org/10.1016/j.addbeh.2020.106487>.

10. S. Cole, L. Hawkley, J. Arevalo, C. Sung, R. Rose y J. Cacioppo, «Social Regulation of Gene Expression in Human Leukocytes», *Genome Biology*, 2007, vol. 8, <https:// doi.org/10.1186/gb-2007-8-9-r189>.

11. B. Yi, M. Rykova, M. Feuerecker, B. Jäger, C. Ladinig, M. Basner, M. Hörl, S. Matzel, I. Kaufmann, C. Strewe, I. Nichiporuk, G. Vassilieva, K. Rinas, S. Baatout, G. Schelling, M. Thiel, D. Dinges, B. Morukov y A. Choukèr, «Isolation and Confinement Simulating a Flight to Mars Reveals Heightened Immune Responses and Alterations of Leukocyte Phenotype», *Brain, Behavior, and Immuni-*

ty, 2014, vol. 40, pp. 203-210, <https://doi.org/10.1016/j. bbi.2014.03.018>.

12. J. Shaw, M. Farid, C. Noel-Miller, N. Joseph, A. Houser, S. Asch, J. Bhattacharya y L. Flowers, «Social Isolation and Medicare Spending: Among Older Adults, Objective Isolation Increases Expenditures While Loneliness Does Not», *Journal of Aging and Health*, 2017, vol. 29, pp. 1119-1143.

13. T. Kamei, W. Itoi, F. Kajii, C. Kawakami, M. Hasegawa y T. Sugimoto, «Six Month Outcomes of an Innovative Weekly Intergenerational Day Program with Older Adults and School-Aged Children in a Japanese Urban Community», *Japan Journal of Nursing Science*, 2011, vol. 8, núm. 1, pp. 95-107, <https://doi.org/10.1111/ j.1742-7924.2010.00164.x>.

14. K. Bourassa, M. Memel, C. Woolverton y D. Sbarra, «Social Participation Predicts Cognitive Functioning in Aging Adults Over Time: Comparisons with Physical Health, Depression, and Physical Activity», *Aging & Mental Health*, 2017, vol. 21, pp. 133-146, <https://doi.or g/10.1080/13607863.2015.1081152>.

Capítulo 8

1. M. Allen, M. Dietz, K. Blair, M. Beek, G. Rees, P. Vestergaard-Poulsen, A. Lutz, y A. Roepstorff, «Cognitive-Affective Neural Plasticity following Active-Controlled Mindfulness Intervention», *The Journal of Neuroscience*, 2012, vol. 32, núm. 44, pp. 15601-15610, <https://doi. org/10.1523/JNEUROSCI.2957-12.2012>.

2. A. Masuda, M. Twohig, A. Stormo, A. Feinstein, Y. Chou y J. Wendell, «The Effects of Cognitive Defusion and Thought Distraction on Emotional Discomfort and Be-

lievability of Negative Self-referential Thoughts», *Journal of Behavior Therapy and Experimental Psychiatry*, 2010, vol. 41, núm. 1, pp. 11-17, <https://doi.org/10.1016/j.jbtep.2009.08.006>.

3. J. Moser, A. Dougherty, W. Mattson, B. Katz, T. Moran, D. Guevarra, H. Shablack, O. Ayduk, J. Jonides, M. Berman y E. Kross, «Third-person Self-talk Facilitates Emotion Regulation without Engaging Cognitive Control: Converging Evidence from ERP and fMRI», *Scientific Reports*, 2017, vol. 7, <https://doi.org/10.1038/s41598-017-04047-3>.

4. A. Tackman, D. Sbarra, A. Carey, M. Donnellan, A. Horn, N. Holtzman, T. Edwards, J. Pennebaker y M. Mehl, «Depression, Negative Emotionality, and Self-Referential Language: A Multi-Lab, Multi-Measure, and Multi-Language-Task Research Synthesis», *Journal of Personality and Social Psychology*, 2019, vol. 116, pp. 817-834, <https://doi.org/10.1037/pspp0000187>.

5. V. T. Lai, O. Howerton y R. H. Desai, «Concrete Processing of Action Metaphors: Evidence from ERP», *Brain Research*, 2019, vol. 1714, pp. 202-209, <10.1016/j.brainres.2019.03.005>.